家族のための統合失調症入門

増補新版

東洋大学ライフデザイン学部教授
白石弘巳

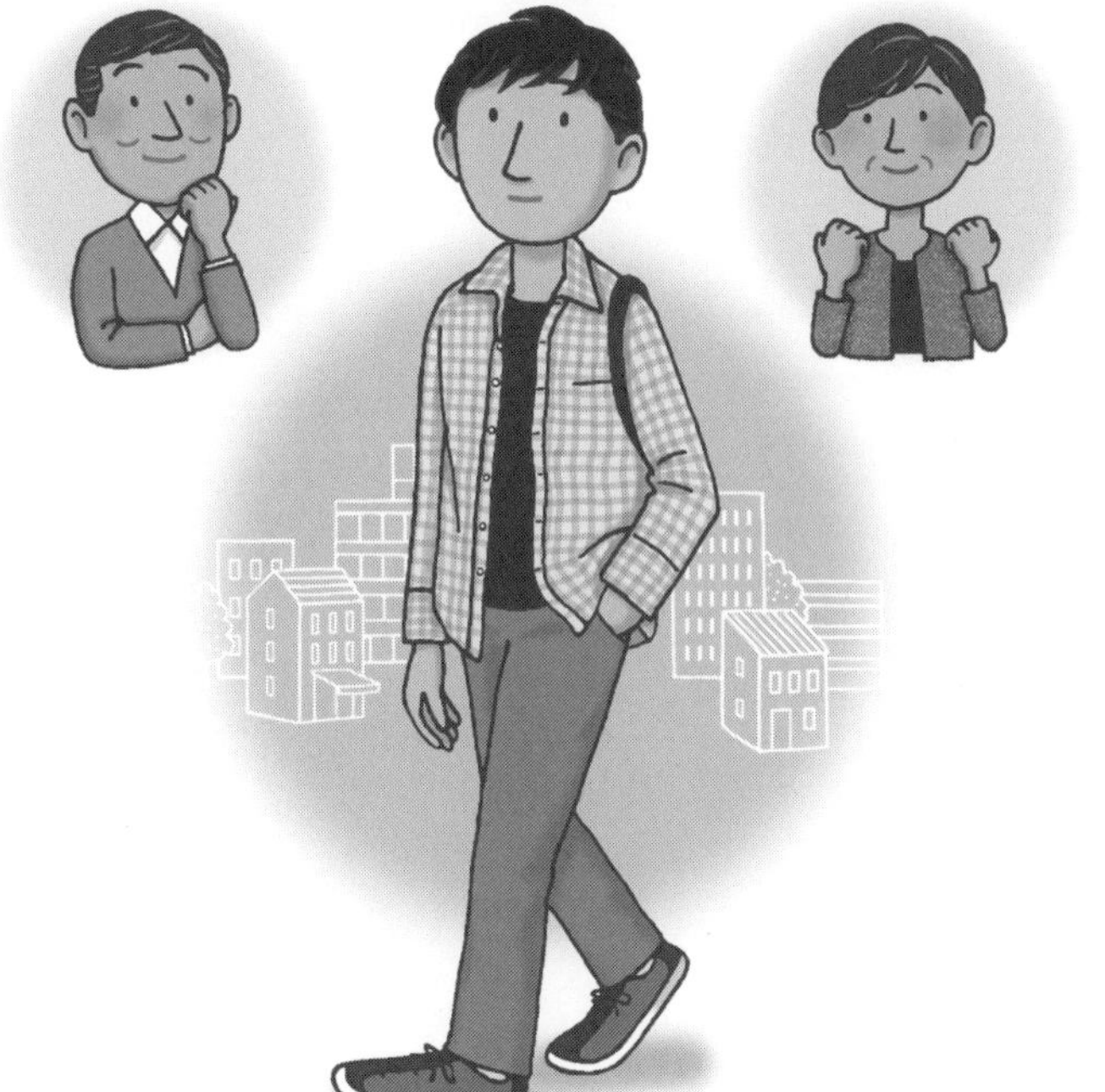

河出書房新社

はじめに

ご家族に統合失調症のことを知っていただくことを目的とした本書の初版が世に出たのは、２００５年のことでした。統合失調症という病気は、人口１００人あたり約ひとりが罹患するといわれる患者数の多い病気です。統計上、日本全国で約77万人の患者さんが治療を受けておられ、そのうち約17万人弱が入院している状況です（２０１４年患者調査）。病気のなかで入院患者数が最も多いのが統合失調症とされています。２００２年、この病気の呼称が「統合失調症」に変更され、病気についての社会的な認知は少しずつ高まってきていると考えられるものの、実際に身近な人がこの病気を発症するまで、自分たちとは縁のない病気と思っていた方が大多数であると思われます。

本書の初版が出版された２００５年当時、そうした方々、特に家族の方々に、この病気に罹患しても正しい療養を行えば、その経過は決して悲観すべきものではないことを理解していただきたくて本書を執筆いたしました。少し長くなりますが、初版の「はじめに」の一部を引用します。

私が本書で強調したかったのは、統合失調症という病気に負けずにねばり強く闘うことの重要性です。そのためには、科学の力も、専門家の力も、さらには家族の力も、そして何より本人の力が必要です。統合失調症の原因が完璧に解明されるまでにはまだ時間を要するとしても、人々が協力し合い、それぞれがもつ力の特徴を生かして、あきらめないで療養を続ければ、現在でも十分によい治療効果が得られると私は確信しています。この病気から回復し、患者さんを自立に導くものは、人間の力です。人と人とが、お互いに責めず、甘えず、かかわり合いを続けるなかで、回復する機会が広がるはずです。

幸いにして、本書は一定の読者を得、多少なりとも社会的役割を果たせたのではないかと感じております。

初版出版後13年がたち、いろいろなことがありました。統合失調症に関する科学的理解は進み、複数の新しい抗精神病薬が発売されました。医療面でも、高い治療機能を期待される精神科救急入院料病棟が増え、包括型地域生活支援（ＡＣＴ）と呼ばれる訪問型のケアが脚光を浴び、日本各地で徐々に増えています。また、２００５年当時は、障害者自立支援法（２０１２年に改正されて障害者総合支援法）が制定されてまだ間もないころでしたが、その後、精神疾患に罹患した人も利用できる福祉的なサービスが徐々に整備されてきました。法制度の面では、２０１４年４月に、長年家族にとって重い負担になってきた保護者の制度が廃止されるという画期的な出来事もありました。

さらに、近年、精神疾患を抱えていても、前向きに生きることを目指す生き方（リカバリー）への関心が高まり、障害の重さによらず、人には問題を乗り越える力（レジリエンス）があるという考えも広まってきました。当事者が意見を発信する機会も増え、また、障害に対する差別や偏見をなくすことを目指す障害者差別解消法も制度化されました。このような変化は、確実に統合失調症と家族の置かれた状況を変えつつあります。しかし、その一方で、約10年に及ぶ退院促進（地域移行支援）の取り組みにもかかわらず、退院できた人の数は少数にとどまり、患者さんやご家族にも高齢化の波が押し寄せています。最近では、高齢の親世代と障害者が同居していることから生じる諸問題を象徴的に〝８０５０問題〟と呼ぶようになっています。

このようななか、初版から13年後となる今般、その増補新版を出版する機会を得ることができました。

この間、私は大学で学生教育にかかわる傍ら、精神科医療機関に勤務し、また当事者やご家族などを対象とする勉強会にかかわる機会をもってきました。特に「家族と専門家の交流会」は半年に一度の開催ですが、すでに20年を超えて続いています。そのほか、神奈川県・川崎市や東京都・杉並区の家族会をはじめ各地の家族会や講演会で、さまざまなご意見やご質問をいただいてきました。そうした場では、病気になってから、療養の過程で生じる課題が多く寄せられました。こうしたことから、増補新版では、慢性期の統合失調症の患者さんの状態と支援のあり方についての章を加筆いたしました。慢性期の患者さんのなかには、幻覚や妄想がとれにくい状態が続いている方もおられますが、現在では、それらの症状が消えるまで入院するという考え方は否定的です。入院ではなく、症状や障害と付き合いながら、地域で自分らしく生きていくことを目指すことが現在の課題となっています。現状の地域の福祉サービスはまだまだ十分とはいえないかもしれませんが、それでも、支援を受けて地域生活を長期にわたって継続している患者さんが多数おられます。身近な方がこの病気を発症されたばかりという方には、まだ実感が湧かない内容かもしれませんが、慢性状態は起こる可能性があるけれど、これからの療養によって避けることができる状態であるとしてお読みいただけると幸いです。

本書をこのような形で出版できるのも、患者さんやご家族の方々をはじめ、日ごろお付き合いいただいているたくさんの方のおかげです。お名前を挙げることは控えさせていただきますが、本書の出版が多少なりとも恩返しになることを念じております。また、今回も、髙森千織子さんにていねいに編集をしていただきました。河出書房新社編集部の吉田久恭さんにも、こころより御礼を申しあげます。

平成30年春　　白石弘巳

家族のための統合失調症入門　増補新版●もくじ

第6章　統合失調症からの回復　174

第7章　統合失調症を生きる　196

家族のための統合失調症入門

増補新版

第1章　統合失調症を疑ったとき

発病に気づいたとき

●急激にわけのわからない行動をとる

病気には、常に始まりがあります。統合失調症の場合も同様です。激しい症状を伴って急に発症する場合には、誰の目からみても明らかです。

［事例］　20歳の会社員Aさん（女性）は、失恋した後、仕事に集中しようと決意し、一種の自己啓発セミナーに参加しました。その合宿の当初から眠れなくなり、3日後には「様子が変である」と主催者から自宅に連絡があり、家に戻されました。Aさんは自分の部屋の片隅にうずくまってからだをふるわせており、母親は何が起こったのかわかりません。わけを聞こうとしましたが、本人の言っていることの辻褄《つじつま》が合わず、「みんなに秘密を知られてしまった」とひとり言のような言葉が聞きとれただけでした。そして、ほかに誰もいないのに周辺を見回し、「うるさい」と大声を出したり、ひとりでブツブツと会話したりしています。母親がそばについて様子をみているうちに、ふっと我に返ったように落ち着

き、「お母さん、ごめんね」と言うこともありました。母親が少し安心したのもつかの間、今度は横になったまま、言葉を発するどころかまったく身動きすらしなくなり、食事も摂ろうとしません。眠っているわけではなく、水を口に含ませようとすると口を閉じて抵抗します。その夜には突然、「ひと思いに殺せ」などと大声を出し、急に外に出ようとするなど激しい興奮状態に陥り、もはや家族の手に負えない状況となりました。

●あるはずのないことを信じている

異常な出来事が生じ、それを本人も不思議と思いながら、ほかの面での変化はあまりみられず社会生活を続けているケースもあります。このような状態のときは、本人のなかで生じている変化に周囲の人が気づくまで少し時間がかかります。

［事例］　25歳のBさん（女性）は、高校卒業後に仕事に就きましたが、人間関係に嫌気がさして2年でやめ、家事手伝いをしていました。あるとき、「結婚を前提に付き合っている人がいる」と家族にうれしそうに打ち明けました。家族が「どこで知り合ったのか」とたずねると、「くわしいことはもう少しはっきりしてから話す」と言葉を濁します。その後も「その人は自分のことをとても大切にしてくれる」などと言っていたので、「いい人がみつかってよかったね」と家族も喜んでいました。ある日、Bさんが外出したあと、突然、警察から「放送局からの連絡でBさんを保護したので、迎えにきてほしい」という連絡が入りました。Bさんは、ある有名な芸能人の婚約者と称し、放送局の受付でその人に会わせてほしいと執拗に訴えたらしいのです。両親があわててかけつけ、本人に事情を聞いてみると、何週間か前、その芸能人が司会をしているラジオ番組をとおして、Bさんに「婚約しよう」と言ってくれた

のだそうです。その後も、その芸能人はラジオやテレビに出演しているとき、電波をとおしてBさんにいろいろなメッセージを送ってきたと言います。しかし、いつまでたってもBさんの家を訪問してくれないので、その芸能人の気持ちを確かめるために、自分から放送局に出向いていったということでした。両親が「そんなことがあるはずがない」と驚くと、Bさんは「みんなは信じないかもしれないけれど、私はその人とテレパシーで連絡し合える能力をもっている」と平然と言ったため、両親は絶句してしまいました。

●徐々に様子が変わり、生活習慣が乱れてくる

行動面での変化が徐々に出現してくることもあります。たとえば、勉強ができた学生がやる気をなくしたり、極端に成績が下がってくるなどの変化があります。人柄が変わったように感じたと話す家族もいます。なかには、次に挙げるようなケースもあります。

[事例] 30歳のCさん（男性）は、進学校に通う高校生でしたが、入学後から徐々に成績が落ち、かといってそれほど深刻にそれを受けとめる様子もなく、最後はぎりぎりの成績で卒業しました。その後は、家族の強い勧めもあり、予備校に入学したもののすぐやめてしまいました。それからは2階の自室にこもり、時々ひとりでどこかへ外出するだけの生活になりました。もともと物静かな人でしたが、ますます無口になり、いつも無表情で、怒ることもないかわりに笑顔を人にみせることもありません。こうした状況が何年も続くうち、次第に周囲が了解しがたい行動に変わっていきました。たとえば、水を入れた洗面器を2階の窓辺に置き、視線を水面の高さにして外を眺めたり、バナナの果肉を捨てて皮だけを焼いて食べたりします。家族が理由を聞いても、「まあ、いろいろ調べてみているわけです」など

と、少しもって回ったようなあいまいな言葉を発するばかりでした。また、入浴や服の着替えもしなくなり、部屋は散らかり放題で、畳にはたばこの焼けこげのあとが多数でき、とうとう異臭までしてくるようになりました。

この3つの事例は、私が担当した何人かの統合失調症の患者さんの特徴を少しずつ集めて表現したものです。

病気の発症は、最初の事例では急激に起こりましたが、2番目の事例の場合は、家の外で問題にならないかぎり、気づかれないまま時間が経過した可能性があります。3番目の事例にいたっては、病的な状態が何年間にもわたってゆっくりと進行してきたと考えられます。

家族のとまどい

こうした患者さんの状況を、家族の立場からみてみましょう。

最初の事例の場合には、何が起こったのかよくわからないため、自分たちではどうすることもできず、即座に外部の助けを求めることになるでしょう。特に、危険が及ぶ可能性が高い場合には警察に通報し、精神科の診察を行う手続きがとられ、そのまま入院するケースも少なくありません。事が慌ただしく過ぎるなか、「なんでうちの子がこんなことに……」と家族が大きなショックを受けるのは当然といえます。

2番目の事例の場合も、警察から「精神の病気かもしれないから病院へ連れて行くように」などとアドバイスを受けることでしょう。しかし実際には、最初の事例とは異なる経過をたどる可能性もあります。たとえば、警察を出たあと、両親が「何を信じてもいいけど、こんな非常識なことを二度としてもらっては困る」と言い、本人も「今後はこんなことはしない」などと答えたりすると、病院を受診しないかもしれません。確かに、芸能人やスポーツ選手の熱狂的なファンのなかには、結婚したいと公言する人や、行く先々まで追いかける人もいるようです。Bさんのとった行動がこうした行動と同じようにみえる場合もあるでしょう。

「二度とこんな非常識なことをしないように」と言う両親は、Bさんの行動を注意や説得で変えられると考えているわけです。統合失調症の患者さんの行動に対して、注意や説得はまったく無用というわけではありませんが、本質的な解決にはつながりません。家族にすれば、「そんな空想をする暇があったら、もっと地に足のついたことをしてほしい」と嘆いたり、「なんでこんなことをするのか」と腹立たしくもなるでしょう。しかし、医療機関を受診して治療が開始されるまで、同じような問題が繰り返される可能性が高いのです。

3番目の事例の場合も、家にひきこもり始めた当初は、すぐに病気とは考えない家族が多いでしょう。最近では、「わが国のひきこもりは100万人以上」などといわれています。Cさんのようなケースでは、「特に誰に迷惑をかけるわけでもない。そのうち変わるだろう」などと自分に言い聞かせ、医療機関を受診させずに様子をみる家族がむしろ一般的です。

多くの家族は、外に出かける機会をつくろうとして、手を替え品を替え、本人に働きかけます。こうした家族は、「きっかけさえつかめればまた社会生活ができるようになる」という思いがあるのでしょう。しかし現実には、家族が力を入れれば入れるほど、本人が家族を避けるようになることが少なくありません。この間には、本人の暴力の問題や、本人への対応の方針をめぐって夫婦間に意見の対立が出てきたりすることもあるでしょう。結局、いつまでたっても状況は変わらず、気がついたときには何年も経過していたというケースが少なくないのです。

家族の対処

もちろん、家族はただ手をこまねいているわけではありません。むしろ必死になって、身内の問題を解決するために奔走することでしょう。なかには、「原因探し」「神頼み」「情報収集」などをする家族もいます。

●原因探し

身内の問題が一筋縄ではいかないと感じたとき、原因探しが始まるのが普通です。それが本人に向けられると、「元気がないのは食べ物の好き嫌いのせい」「夜ふかしするから朝起きられない」などから始まり、「気が小さい」「いくじがない」などと本人の性格を問題視することになります。

また、きっかけとなったことに原因を求めて、「学校で○○さんがうちの子をいじめた」「会社の上司がきちんと社員教育をしなかった」などと第三者を責める人もいます。「授業中、友人が自分の悪口を言う」という本人の訴えを信じて、学校の担任に善処を求めた家族もいました。さらには、夫婦の問題にいたることもあります。たとえば、夫が「しつけをきちんとしないから怠け者になった」と妻を責めたり、逆に妻が「仕事や遊ぶことばかり考えて、育児を人任せにしていたから」と夫を責めたりします。あるいは、「大事な思春期の時期に、共働きで寂しい思いをさせた」と夫婦ともども反省する人もいるでしょう。

こうした原因探しは、原因を突き止めれば現在の状況が何とかなるという発想から出てくるものです。適切な例ではないかもしれませんが、胃に癌ができてしまった場合に、喫煙や飲酒が原因かもしれないとあわててやめたとしても、癌そのものが消えるわけではありません。病気が始まっているのに、原因探しをしても解決にいたることはなく、むしろ的はずれから家庭内に混乱が生じ、二次的な問題を引き起こすことになりかねないのです。

●神頼み

「苦しいときの神頼み」ということわざのとおり、自分たちではどうしようもないと感じたときに「神頼み」をする人は結構多いようです。

私が勤務したいずれの病院でも、〝霊能者〟という人のところで拝んでもらったことがあるという家族に出会いました。霊能者といってもさまざまで、なかには料金をとらずに祈禱《きとう》してくれるボランティアのような人もいますし、「これは精神科で診てもらうべき病気だと思う」と受診を勧めてくれる人さえいます。しかしその一方で、法外なお金をとったり、「先祖のたたり」「家の方角が悪い」などと言って墓を新しく建立するように勧めたり、引っ越しを勧めたりする人もいます。その勧めに従い、病院を受診する前に100万円以上寄付した人や、引っ越しをした人も実際にいました。しかし、効果がなかったにもかかわらず、こうした霊能者を訴える人はほとんどいません。身内の状態を何とかしたいという一心でゆとりがないことに加え、表沙汰にはしたくないという気持ちがあることもその理由と思われます。

「神頼み」は、現代の科学からみれば非常識なことですが、途方にくれた人たちにとっては無視できない誘惑です。のちに受診した際、このような行為のために受診が遅れたことを専門家から強く責められると、家族は二度つらい思いをすることになります。

●情報収集

身内の状態が普通ではないと感じた家族は、何が起きているのか調べようとするでしょう。最近は、一般向けの精神医学の解説書が出版されており、書店や図書館などで読んでみる人もいるかもしれません。しかし、解説されている精神科の病気が全部、身内の状態に当てはまるような気がして、実際のところはよくわからないと感じる人が少なくないようです。

また、最近ではインターネットで検索すると、さまざまな情報を得ることができます。ネット上の掲示板に書き込みをすると、匿名のネット利用者が回答を寄せてくれることもあります。以前に比べ飛躍的に便利になったといえますが、ネット上の情報は玉石混淆といった感があります。むしろ情報が多過ぎて、何を信用していいのかとまどう人も多いのではないでしょうか。

誰かに直接聞いてみる人もいるでしょう。多くの場合は、知り合いの医療関係者や、精神の病気にかかった本人やその周囲の人たちが対象となります。ただ、あまり明らかにしたくない身内の状態を知られてしまうことになるので、親密な交流のある人はかえって敬遠される傾向にあるようです。そのような場合には、電話相談の機関があることを知れば、名前を名乗らずに専門家からの情報を得ることができるかもしれません。

保健センターや保健所、精神保健福祉センターなどでは面接相談をしています。こうしたところに足を運び、専門家から病気の知識を得たり対応法を聞いたりすることで、次の行動に移ることができるようになる家族もいます。

病気として対処することが大切

統合失調症の発病時の様子や、家族の対応についていくつか例を挙げて説明してきました。統合失調症が発症したとき、初めから病気として対処されるとはかぎりません。その原因として、患者さんの状態がさまざまであることや、精神の病気ではないかと心配しながら、一方では「そんなはずはない」とその心配を否定したい気持ちが家族の側にもあることなどが考えられます。

その結果、急に発病してわけもわからないうちに入院する場合を除いて、家族は、支障が生じている身内の状態を改善させようと、原因探しや神頼みなどに手を尽くすことになります。それと並行し、少しずつ精神医学の情報も得るようになり、最終的に身内の状態を病気とみるにいたります。「病気とみる」とは、自分たちだけでは身内の状態を解決できないと判断し、医療機関の受診を決断することです。

ここまでの過程をあとから振り返り、「もう少し早く病院に連れて行くべきだった」と悔やむ家族も少なくありません。実際には、「病気とみる」にいたるまでには多大な時間とエネルギーを費やすことが一般的です。しかし、それは家族や本人がよかれと思い、最善の努力をした結果です。誰でも、初めて経験することに対して、最初から満点の対応はできないものです。

家族が知るべきこと、できたらいいことはまだたくさんあります。試行錯誤をしながらでも、病気と闘う患者さんを支援する方法を少しずつ学んでいただきたいと思います。

第2章　初診〜外来通院

受診に向けて

統合失調症の発病が疑われた場合には、専門医を受診することが必要になります。このとき大きな問題が2つ生じます。それは、医療機関をどう選んだらよいかということと、どのようにして本人を受診させるかということです。

●精神科医のいる医療機関

精神疾患の治療は精神科医が行います。

精神科医が診療しているのは、医療機関のなかで「精神科」「神経科」「心療内科」「心療科」「メンタルヘルス科」などという看板が掲げられている科です。科の名称からは診療の内容の差異がわかりづらいのですが、基本的には、精神科か神経科を受診することになります。この2つの科は、ほぼ同じ医療サービスを提供しています。

心療内科は本来、精神的要因が及ぼす身体疾患（喘息や胃潰瘍その他）を診察する専門科で、統合失調症の診察に慣れていない場合があります。ちなみに神経内科は、脳の器質疾患（脳卒中やパーキンソン病その他）を扱う科なので、受診は避けるべきでしょう。いずれにしても、受診する際には、統合失調症の治療経験がある精神科医かどうかを確認することが必要です。

●医療機関のタイプと特徴

精神科医が診察している医療機関は、精神科病院、一般病院、大学病院、診療所（クリニック）などです。その選択にあたっては、これらの医療機関の特徴を知っておくことが大切です。

●精神科病院

精神科病院とは、精神科専門の病院を指します。かつての精神科病院は、「病人を社会から隔離・収容する」という色合いが強く、閉鎖病棟しかない病院が少なくありませんでした。また、新しい医療や設備をとり入れる体制が整っていない病院も数多くありました。

しかし、現在では、「隔離・収容」型から「治療して社会復帰を目指す」という流れに変わってきており、病棟の建築を工夫したり、マンパワーの充実を図ったり、社会復帰のための施設をつくったり、スタッフへの教育に力を入れている病院が増えてきています。

精神科病院の利点は、重症患者を治療できる閉鎖病棟や隔離室（保護室）などの設備が整っていることや、看護師をはじめとする専門スタッフの臨床経験が豊富であることです。

●一般病院

一般病院は以前、総合病院と呼ばれていたものを含みます。内科、外科、脳外科などの診療科が併設されているのが特徴で、ほかの身体疾患を伴っている場合には、心身の病の治療をひとつの医療機関で行うことができます。

しかし、わが国の一般病院のうち、精神科医がいる病院は半数以下です。また、入院設備を整えているところは少なく、あったとしてもベッド数も少なく小規模なところがほとんどです。このため、入院設備がなかったりベッドが満床の場合には、いざ入院が必要になったときにほかの病院へ回されることになります。たとえ入院できても、一般に、急性期の症状が軽快すれば短期間で退院となることが多く、重度の症状がある場合は不都合が生じることがあります。

また、デイケアなど社会復帰のためのプログラムを併設していない病院や、精神科の専門スタッフが勤務していない病院もあり、別の機関でリハビリテーションや生活支援を受ける必要があります。

●大学病院

大学病院は、教育と研究の機能をもつ医療機関で、高度な検査技術や最先端の医療設備が整っています。最近では、光トポグラフィ検査や、クロザピンという薬剤による治療が受けられるところもあります。しかし、精神科医療の分野は、設備が完備されているからといって治療成績がほかより格段に優れているわけではありません。著名な精神科の教授が必ず主治医となるわけでもありません。もちろん、よい医師もたくさんいますが、ほかの病院より異動が多い可能性があることも覚悟しておかねばならないでしょう。

大学病院を選ぶ場合には、その大学が地域治療に貢献しているか、精神科救急やリハビリテーションなどに力を入れているかどうかを確認することも大切です。

●精神科・神経科クリニック（診療所）

街のクリニックは、外来が中心で、入院設備がないところがほとんどです。精神科医がひとりしかいないところから、複数の医師がいて、看護師や精神科ソーシャルワーカー（173ページ参照）などのスタッフも充実しているところまで経営規模はまちまちです。診療内容も、デイケアサービスの有無などに差があります。最近では、訪問診療を専門に行うクリニックもできています。

自分の住む地域で日常生活のペースを保ちながら通院する場合には、便利な医療機関であるといえます。精神科病院と比べると気楽に受診しやすく、ひとりの医師に長期間診てもらえる利点もあります。

一方、夜間や休日に連絡をとれない場合があるので、病状の不安定な患者さんには不向きといえます。また、通院者の多くがうつ病の患者さんで、統合失調症の患者さんが少ないようなところの精神科医は、統合失調症の治療経験に乏しい可能性もあります。

●医療機関選びの原則

医療機関を選ぶときの基本となる原則について、先に述べたことを整理してみます。

まず、誰でも考えるのが「いい病院」ということでしょう。「名医」と呼ばれる医師がいたり、新しい設備が整っていたり、評判の治療法を行っていたり、治療成績のよいところ、などが該当するのでしょうか。しかし、このような医療機関には、すでに多くの患者さんが通院しており、特別にじっくり診察してもらえるわけではないことも念頭に置く必要があります。

次に、「受診しやすいところ」という条件も大切になります。たとえば、家から通える距離にあったり、初診時に知り合いが口利きをしてくれるところなどでしょう。

患者さんの症状や状態にとって「適切な医療が受けられるところ」であることも必要です。たとえば、緊急入院を希望するような場合には、「今ベッドが空いている」ところでなければなりません。特に緊急でなくても、入院がいつ必要になるかわからないような状態なら、入院施設のあるところが勧められます。

身体疾患の治療も別に行う必要がある場合には、多くの診療科が併設されている一般病院（総合病院）や大学病院が向いています。症状が軽く、通学や仕事をしながら治療をしていく場合には、クリニックを選ぶのがよいかもしれません。

また、その医療機関への信頼感がもてるか、あるいは不信感を抱くか、それが患者さんの回復力に大きな影響を及ぼします。特に、入院を必要とする場合には、医療だけでなく患者さんの生活すべてをその医療機関に一時的にゆだねることになるので、良質の医療を提供してくれるかどうかは、その後の患者さんの人生を左右するほど重要なことです。ですから、「ここなら安心して任せられる」と確信できる医療機関を選んでいただきたいと思います。

●相談窓口を訪ねてみる

電話帳で調べたりインターネットで調べたりして医療機関をみつけても、その実態はわかりにくいものです。世間では精神科の医療機関に対する心理的な抵抗感が強いためか、その情報が口コミや噂として伝わりにくいという現状もあります。もちろん、口コミや噂に重要な情報が含まれている場合もあるのですが、一般の人の情報は間違っていたり、偏っていたりするおそれがあるので、専門家に相談することが勧められます。

市町村の保健センター、保健所、各都道府県の精神保健福祉センターなどには「精神保健相談」の窓口があり、保健師や精神保健福祉士（精神科ソーシャルワーカー）、場合によっては精神科医が専門的なアドバイスをしてくれます。

電話での相談も可能ですが、面接のほうがゆっくり相談に乗ってもらえるでしょう。面接の際は、本人も同行できればなおよいと思います。家族だけで相談する場合でも、その前後に、面接を受けたことやアドバイスされた内容について本人に話すことが原則です。本人に内緒で行うと、あとで家族への不信感を高めることにもなりかねません。本人へ話すには、一種の対人的な技術が必要となるので、面接の際には、本人への対処についても十分にアドバイスを受けるようにしてください。

また、家族の団体（「全国精神保健福祉会連合会（みんなねっと）」）などに問い合わせても、地域の医療機関の情報が得られます。

いずれの方法にせよ、せっぱ詰まってしまう前に、早めに相談することが勧められます。時間的な余裕がなくなればなくなるほど、医療機関の選択肢も減ってしまいます。

●相談するときに確認すべきこと

面接相談では、本人の状態について情報交換をし、病気かどうか、治療はどのようにすべきかなどについてアドバイスを受けたうえで、医療機関を紹介してもらうことになります。

その際、「いい病院を教えて」などとストレートにたずねても、具体的な情報は得られないでしょう。それは、善し悪しの判断基準は人によって異なるからです。ある人にとってはいい医療機関でも、ほかの人に評価されるとはかぎりません。また、行政は、医療機関はみな同一の医療レベルであるという前提で相談に乗るので、具体的な医療機関の名前を挙げることはできないという事情があります。いきおい保健所などに相談すると、地域の医療機関の名前をいくつか挙げ、「よいと思うところに受診するように」とアドバイスされることになります。

したがって、よい医療機関の条件とされている点を具体的に聞いてみることが有益です。以下に、参考になると考えられる質問の一部を挙げておきます。

●設備について……「常勤している医師数は?」「ベッド数を教えてください」
●治療プログラムについて……「デイケアはありますか?」「精神科救急医療システムに参加していますか?」「精神保健福祉士など精神科の専門家の相談を受けられますか?」「訪問看護は受けられますか?」「往診してくれますか?」
●治療状況について……「1日の外来患者数は何人くらいですか?」「平均入院期間はどのくらいですか?」「1年間の入院者数、退院者数は何人くらいですか?」「長く入院している人はどのくらいいますか?」

このほか、先に述べたような「受診しやすさ」や、本人や家族が必要としている「適切な医療が受けられるところ」かどうかについても確認しておく必要があります。

●事前に見学をして確認する

「百聞は一見にしかず」ということわざのとおり、よい医療機関の条件を数多く備えているところをみつけたとしても、患者さん本人や家族が気に入るかどうかはまた別問題です。

最近では、精神保健福祉士などのスタッフが施設内をみせて説明してくれる医療機関が増えてきたので、可能な場合にはぜひ自分の目で見学していただきたいと思います。この際、先に述べた質問を直接スタッフにたずねて、事前に得た情報が正しいかどうかを確認してみてください。そのほか、以下の点も確認しましょう。
●開放的な雰囲気で人の出入りが活発か……待合室は、豪華でなくても明るい雰囲気なら安心できます。退院後の患者さんが外来にどれほど通っているかを知ることもポイントです。入院の間に信頼が得られたからこそ、外来へ通う気にもなれるものです。たとえ見た目が大規模でも、外来が閑散としているようなところは心配です。見舞い客や地域の人たちなど部外者に対して開放的で、さまざまな人が出入りしているところは、地域との交流にも熱心なはずです。
●医療スタッフの印象がよいか……看護師の言動が事務的でなく温かく、明るくテキパキと働いているようなら信頼がおけます。医療スタッフの言葉づかいや態度から、患者さんをひとりの大人として尊重し、対等な立場で対応しているかどうかもわかります。
●医療スタッフが充実しているか、どんなリハビリテーションが行われているか……精神保健福祉士、臨床心理士、作業療法士などの専門スタッフの充実度や、リハビリのプログラムを調べてみましょう。リハビリの設備が整い、プログラムも充実しているところは退院支援に力を入れているといえます。リハビリの参加者数や雰囲気を知ることも大切です。
●落ち着いて治療を受けられる病室か……病棟の内部までみせてくれる医療機関は評価できます。病棟内まで見学できる場合には、公衆電話が設置してあるか、電話をする際にほかの人に話を聞かれないような構造かどうか、病室がカーテンなどで区切られていてプライバシーへの配慮がなされているか、個人ごとに鍵のかかるロッカーが設置してあるか、窓の外が鉄格子というような構造ではないか、など病棟の構造を確認しておくとよいでしょう。
●診療前に病状について相談してみる……初診の前に、家族に対して相談や問診を行っている医療機関もあります。相談の受け答えがていねいでなかったり、威圧的だったり、事務的な雰囲気で誠意が感じられないような場合には、医療の質も期待できない可能性があります。

●初めから100%満足のいく医療機関はみつけにくい

しかし、初めから100%満足のいく医療機関をみつけることは困難です。治療を受けてみないと善し悪しがわからないということが多くありますし、現実には、悠長に選んでいる時間がなかったり、そもそも精神科医のいる医療機関が周辺にひとつしかない地域もあるからです。

ともかく、ここはと思う医療機関で治療を開始して、患者さんと家族それぞれにとって少しでもよい医療が受けられるように、その医療機関のスタッフとコミュニケーションを図っていくことが大切です。つまり、「よい医療機関をみつける」というよりも、「医療機関を自分が利用しやすくしていく」という発想です。これは言うは易く行うは難しいことですが、「相互理解ができている」ことが精神疾患の回復に欠かせない要素であることを考えると、エネルギーを使ってでも行うべき価値があると思われます。

精神科救急

精神疾患の場合にも、急に具合が悪くなることがあります。急激な悪化が夜間や休日に起こると、クリニックに通院している場合などは、診察してくれる別の医療機関をみつけなければならないことが生じます。こうした必要性に対応するために、都道府県や政令市ごとに「精神科救急医療システム」が整備されています。夜間や休日に「いつでも」「どこでも」「必要なだけ」診察を受けられるシステムづくりを目指して、地域の精神科医療機関が交代で診察をする仕組み（輪番制）などの体制整備が全国的に行われていますが、その内容は、都道府県によって異なります。早期対応で精神科救急を利用しないですませることが望ましいことは言うまでもありませんが、万が一を考えて、救急時の連絡先となる精神科救急情報センターの電話番号を確認しておくとよいでしょう。

また、最近は、時間や曜日を問わず、医療保護入院などに対応する精神科救急入院料病棟がかなり増えてきており、地域によっては利用できます。

患者さんが病院に足を運ぶまで

発病直後の患者さんの多くは、自分が病気であるという自覚がありません。病状が落ち着いたあと、「家族は自分を入院させてやっかい払いをする気だろうと思っていた」と話す患者さんもいます。特に、幻覚や妄想が激しい時期にはものごとに過敏になり、往々にして受診を拒否することがあります。症状が活発な時期には説得の会話自体が行えないことも多いのです。

家族が何らかのイニシアチブをとらなければ治療が始まらない可能性がありますが、精神科の病院に連れて行けば何とかなるだろうと、本人に何も説明せず、あるいはだまして連れて行くことは問題です。本人が家族や病院へ不信感を抱き、治療が円滑に進まない結果になります。

受診に際しては、「家族が治療に導入し、本人がそれを引き継ぐ」ことを目指すようにしたいものです。大切なのは、「本人が治療を引き継ぐ」という部分です。ほかの疾患と同様、統合失調症の場合も、本人の治療意欲なくしてよい回復は望めません。ですから、治療を開始する際には家族の力がある程度、強く働いたとしても、症状が落ち着くまでの間に本人が治療に対して前向きな姿勢になれるように、常に配慮することが大切なのです。

受診に向けての家族の対応の原則は、患者さん本人の不安をかき立てないようにすることと、安全の問題に気を配りながら、受診の必要性に関して一貫した態度をとることです。しかし、実際に、受診を拒否する本人をどのように説得するかについては、ほとんどの家族が悩む大きな問題です。今述べた原則を踏まえて、実際の対応法を説明してみたいと思います。

●説得はやさしくねばり強く

家族としては、焦りや苛立ちが募り、「黙って言うことを聞きなさい」「いつまで家族を手こずらせるんだ」などと言いながら受診を勧めることになりかねません。しかし、こういうきつい言い方は逆効果で、言い争いになるなど感情的な亀裂が生じます。人間は誰でも、頭ごなしに命令や説教をされたら反発を感じるものです。周囲の心配をよそに、本人はますます家族の言うことに耳を貸さなくなったり、口もきかなくなってしまうかもしれません。

逆に、「俺のどこが病気なんだ！」などと怒り出し、暴力を振るおうとする人もいるかもしれません。しかし、そこで逃げ腰になったり、腫れ物にさわるような対応をすると、かえって本人の不安を強める結果になります。難しいことですが、なるべく本人の不安をかき立てないように注意しながら、落ち着いて穏やかに、根気強く説得していただきたいのです。

まずは「何か心配があるの？」などと穏やかに問いかけてみて、たとえ辻褄が合わなくても本人の話によく耳を傾けることが大事です。患者さんの多くは、病気であるという自覚がなくても、「何か変だ、助けてほしい」と感じているものです。

そのうえで、本人から聞いた話を踏まえて、家族の気持ちを伝えます。「あなたが今言ったように、○○については私たちもとても心配している。だから病院に行ってほしい」。○○に入る言葉はさまざまですが、精神病という言葉は使わずに「こころが疲れている」などと表現したほうがよいでしょう。これは、本人も内心では精神病ではないかとおそれていることが多いからです。「眠れない」「食欲がない」ことを悩んでいると本人が言った場合は、○○にその言葉が入ります。

しかし、本人に聞いても、周囲が問題にしている幻覚や妄想の話がなかなか出てこないこともあります。うまく聞き出せない場合には「不眠」など、本人が主観的に気にしていることを話すとよいでしょう。要するに、家族が伝えるべきことの基本は、「家族が心配していること」と、「受診してほしいこと」の2点であることを忘れないようにしていただきたいのです。

●うそは言わない

家族が患者さんに話すときは、雄弁に説得するより余計な言葉をできるだけ少なくするほうがよいと思います。特に、本人を安心させようといろいろ話すことで、結果的にうそを言うことになることは避けなければなりません。

たとえば、「食べないとからだが衰弱してしまう」と心配を述べたあとで、「精神科が嫌なら内科で診てもらおう」と提案する場合を考えてみましょう。

本気でそのように考えているならよいのですが、なかには「とにかく内科を受診させますから、あとは精神科に回すように言ってください」などと裏で手を回す家族がいます。この場合は、家族が本人に面と向かって「精神科を受診しなさい」と言えないので、それをごまかす方便として内科受診が利用されています。また、入院を依頼してあるのに、「とにかく行って診てもらうだけでいいから」などと説得する場合も同様です。このような対応をすると、あとになって本人が「だまされた」と思う可能性が高くなります。

精神科を受診することや入院が必要なことは、きちんと本人に言ったほうがよいと思います。それができないと感じる場合には、うそと疑われるようなことは言わないように注意することです。眠れないことを悩んでいると本人が言ったなら、「夜も眠れないままでは疲れきってしまう」ことを受診の理由として話し、精神科について聞かれれば、「このような状態にいちばん適当な科」と答え、入院の必要性については、「1日も早く回復するための最善の方法を先生に聞いてみよう」と返せばよいのではないでしょうか。

また、「内科受診」「入院しないでいい」と言っていたにもかかわらず、精神科の医療機関に入院した場合には、本人が落ち着いたときに、「あのときは、1日も早く治療を始めてもらいたくて、やむを得ずあのように言ってしまった」などと、そのときの家族の気持ちをきちんと話しておくことが大切です。どうしても自分ひとりで伝えられないと思ったら、家族全員が集まり、家族みんなが本当に心配していることをきちんと伝えて受診を促すのがよいでしょう。あるいは、家族以外の第三者の立ち会いのもとで話す手もあります。

医師が往診したり、保健師や精神保健福祉士などが家庭訪問をしてくれるのが理想的ですが、残念ながら、まだそのような機会が得られるとはかぎらないのが現状です。

●患者さんの問題が大きい場合

本人が自殺する危険性があったり、自分や他人を傷つけたり、器物損壊をしたときなど一刻を争うような場合には、やむを得ず警察の力を借りることが必要になります。本人の状態によっては、本人の意思に反して強制的に入院させる結果にならざるを得ないこともあります。

仮にこのような形で医療に結びついた場合でも、家族の態度が、あとあと問題になります。たとえ警察に依頼して病院に連れて行った場合でも、「お前は病気だと思うから、お父さんは入院に同意したよ」「あなたの興奮した状態はとても心配だからお母さんは入院したほうがいいと思う」というように、入院にいたったわけや家族の気持ちを伝えておくことが大切です。

そのとき、本人が「裏切ったな」「もう信用しないから」などと恨み言を言ったとしても、病状が回復したあと、こころならずも入院に同意した家族のつらい気持ちをわかってくれるはずです。むしろ、そういった形で本人のつらかった気持ちを表明する機会をつくってあげないと、本人は家族や病院に対していつまでも不信感を抱くことになるかもしれません。

初めての診察

初めて診察を受けるときには、患者さん家族ともども緊張するものです。診察する精神科医やスタッフも緊張感を伴います。人間の関係というのは、一方が緊張しているときには、相手も多かれ少なかれ同じような心理状態になっているものです。

初診では、精神科医をはじめスタッフが患者さんや家族の緊張をほぐし、必要な情報を得て、ともかく当座の診立《みた》てをし、その結果を本人と家族に伝え、今後の治療の必要性を理解してもらうことが目標となります。病気の診断が下ることは本人にとってショックなのは当然ですが、これからの道筋が示されることで、これまでの不安を完全にではないとしても軽くすることができれば、まずは成功といえます。

以下に、初めての診察の様子と注意点を説明してみたいと思います。

●患者さんと家族が一緒に受診する

初診の際には、患者さん本人と家族が一緒に受診することが勧められます。

精神科医により、患者さんと家族が同席して診察する方法をとる人もいますし、患者さんと家族を別々に診察室に呼んで話を聞く人もいます。

初診では、今までの経緯を本人とは別のところで話したいという家族が多いようです。これまで本人には言わずに相談したこともあったでしょうし、これは無理からぬことでしょう。

患者さんの症状について、本人の目の前で話す際には配慮がいります。配慮とは、技術と言い換えたほうがよいかもしれません。なかには、患者さんが同席していても、本人が話したくないだろうと思われるようなことをまったく遠慮なく主治医に話す家族もいます。逆に、本人の前では遠慮してあいまいなことしか話さず、診察が終わってからそっと診察室に戻ってきて、「実は……」と切り出すような家族もいます。

これらの態度は初めは仕方がないにしても、いずれは、本人が目の前にいても、本人を傷つけることなく、また自分の言いたいこともきちんと話せるような技術を少しずつ身につけていただきたいのです。その具体的な技術についてはのちに触れますが、本人の前で家族の気持ちや意見を言えるようになることが目標であると理解してください。

私の場合は、患者さんと家族と一緒に話を聞くか別々かはケースバイケースですが、別々に話を聞いた場合でも、治療について話す段になったら、必ず一緒に話すようにしています。病気の説明や、休養・服薬の必要性などを患者さんと家族の前で伝えることは医師がもつべき技術です。幻覚や妄想が活発な患者さんでも、自分に関する説明はよく覚えていることが少なくありません。きちんと療養すれば回復が可能であるということを説明し、本人と家族双方に安心感を与えることができると、あとの治療が円滑に進む確率も高くなると感じています。

逆に、患者さんと家族に別々に説明すると、のちに、本人と家族の間で、医師から言われたことが食い違っているともめたり、家族だけに何か言ったのではないかと本人が疑心暗鬼になったりするなど不都合なことが起こる可能性があります。

●診察の内容

同じ脳の病気でも、脳腫瘍や脳内出血などの場合には、CTスキャンなどの機器を用いて病巣を目で確認できます。しかし、統合失調症の場合には、CTスキャンだけでなく脳波検査や血液検査などを行っても、診断するためのはっきりした指標にはなりません。初診の際にはこれらの検査をひと通り行うことが多いのですが、それは統合失調症を診断するためというより、統合失調症以外の病気である可能性を除外するために行っていると考えてください。

統合失調症の場合は、検査によってわかる病変がみつかっておらず、医師は患者さんの話す言葉の内容、態度、ふるまいなどを総合的に判断して診断を下しています。しかし、いい加減に診断をしているわけではなく、統合失調症のための診断基準に則って、ポイントとなる症状などについてきちんと問診したうえで診断を下しています。

現在、診断基準として、わが国で一般に用いられているのは、世界保健機構（WHO）が公表している「ICD－10」（註：2017年現在、改訂中）と、アメリカ精神医学会（APA）の「DSM－5」という診断基準です（表1）。

●医師から聞かれること

初診時に医師から聞かれるのは、表2に示したようなことです。病気のため、以前より注意力や思考力が落ちている患者さんにとって、これらの質問に要領よく答えることは困難でしょうし、家族にしても同様でしょう。

表 1-1 ICD−10による統合失調症の診断基準

（a）考想化声，考想吹入あるいは考想奪取，考想伝播.
（b）支配される，影響される，あるいは抵抗できないという妄想で，身体や四肢の運動や特定の思考，行動あるいは感覚に関するものである．それに加えて妄想知覚.
（c）患者の行動にたえず注釈を加えたり，患者のことを話し合う幻声，あるいは身体のある部分から聞こえる他のタイプの幻声.
（d）宗教的あるいは政治的身分，超人的力や能力などの文化的にそぐわないまったくありえない他のタイプの持続的妄想（たとえば，天候をコントロールできるとか宇宙人と交信しているなど）.
（e）どのような種類であれ，持続的な幻覚が，感情症状ではない浮動性や部分的妄想あるいは持続的な支配観念を伴って生じる．あるいは数週間か数カ月間毎日持続的に生じる.
（f）思考の流れに途絶や挿入があるために，まとまりのない，あるいは関連性を欠いた話し方になり，言語新作がみられたりする.
（g）興奮，常同姿勢あるいはろう屈症，拒絶症，緘黙，および昏迷などの緊張病性行動.
（h）著しい無気力，会話の貧困，および情動的反応の鈍麻あるいは状況へのそぐわなさなど，通常社会的引きこもりや社会的能力低下をもたらす「陰性症状」，それは抑うつや向精神薬によるものでないこと.
（i）関心喪失，目的欠如，無為，自己没頭，および社会的引きこもりとしてあらわれる，個人的行動のいくつかの側面の質が全般的に，著明で一貫して変化する.

診療ガイドライン

（以下，略）上記（a）から（d）のいずれか1つに属する症状のうち少なくとも1つの明らかな症状，あるいは（e）から（h）の少なくとも2つの症状が，1カ月以上，ほとんどいつも明らかに存在していなければならない．（i）は単純型統合失調症（F20. 6）の診断にだけ用い，少なくとも1年間の持続が必要である.

（融道男ら監訳：ICD−10 精神および行動の障害 臨床記述と診断ガイドライン 新訂版，p.98−99，医学書院，2005年）より

表1-2 DSM-5による統合失調症の診断基準

A．以下のうち2つ（またはそれ以上），おのおのが1カ月間（または治療が成功した際はより短い期間）ほとんどいつも存在する．これらのうち少なくとも1つは(1)か(2)か(3)である．
(1)妄想 (2)幻覚 (3)まとまりのない発語（例：頻繁な脱線または滅裂） (4)ひどくまとまりのない，または緊張病性の行動 (5)陰性症状（すなわち情動表出の減少，意欲欠如）

B．障害の始まり以降の期間の大部分で，仕事，対人関係，自己管理などの面で1つ以上の機能のレベルが病前に獲得していた水準より著しく低下している（または，小児期や青年期の発症の場合，期待される対人的，学業的，職業的水準にまで達しない）．

C．障害の持続的な徴候が少なくとも6カ月間存在する．この6カ月の期間には，基準Aを満たす各症状（すなわち，活動期の症状）は少なくとも1カ月（または，治療が成功した場合はより短い期間）存在しなければならない（以下，略）．

D．統合失調感情障害と「抑うつ障害または双極性障害，精神病性の特徴を伴う」が除外されていること（除外の条件略）．

E．その障害は，物質（例：乱用薬物，医薬品）または他の医学的疾患の生理学的作用によるものではない．

F．自閉スペクトラム症や小児期発症のコミュニケーション症の病歴があれば，統合失調症の追加診断は，顕著な幻覚や妄想が，その他の統合失調症の診断の必須症状に加え，少なくとも1カ月（または，治療が成功した場合はより短い）存在する場合にのみ与えられる．

（日本精神神経学会（日本語版用語監修），髙橋三郎・大野裕（監訳）：DSM-5精神疾患の診断・統計マニュアル，p.99，医学書院，2014年）よりもちろん、初診時にすべての質問をされるとはかぎりません。十分に時間をとれないこともあるでしょう。ですから、医師が必要とする情報を少しでも得ることができるように、家族が手短にメモなどにまとめておき、医師にみせながら話せるとよいと思います。

●医師から説明を受ける

診察後、医師から説明される内容は、①症状と診断名、②休息の重要性、③定期的な服薬で回復が可能なこと、④薬の副作用、⑤予想される経過、⑥日々の生活で注意すること、などに関することです。これらの説明を初診の際に一度に行うのは難しい場合が多く、さしあたって基本的で必要な説明を先に行い、病状が落ち着くにつれて徐々に説明を追加していくことが一般的です。

わが国では、医師に対して、病気についてのくわしい説明を求めたり、自分の希望をはっきり伝えるのがためらわれる風潮がありました。特に初めての

表2 初診時に医師から聞かれること

既往歴……	継続して薬を服用するような病気，けが，手術の有無など．
生活歴……	生誕地．転居の経験．乳幼児期，保育園や幼稚園，小学校から高校までの間で特記すべきこと（養育者，家庭環境の特徴，友だちは多かったか，学校の成績，挫折や失敗の経験など）．成人の場合は職業歴（最初の職場，勤務年数，転職の回数，最長の勤務年数）．婚姻歴や離婚歴．子どもの数など．
家族歴……	家族の病気（特に精神科関係），自殺者の有無など．
現病歴……	現在の状態が始まった時期．最初の症状ないし問題行動．それが変化した時期とそのときの症状や問題行動．現在の症状や問題行動．これまでに相談した機関．治療を受けた場合は主治医からの説明内容と治療内容．

診察では、不安や緊張からか、そのときに何を言われたのかよく覚えていないという人も少なくないようです。初診時に医師から聞いた説明を咀嚼《そしゃく》し、質問を返すのはかなり困難なことです。まして患者さん本人は、自分のことであっても、聞きたいことを聞けない心理状態のことが多いのです。

一方で、医師は、初診時にすべて説明したと認識していることがあります。インフォームド・コンセント（患者さんに病状や治療法について十分に説明し、同意を得ながら治療を進めていくこと）を求めることは、患者さんと家族の権利です。自分が納得するまで説明を求めたり、治療法について自分の疑問をぶつける姿勢が大切です。わからなかったり質問できなかったことは、次の診察時に繰り返し説明してもらいましょう。

医師に聞いておきたいこと

あらかじめポイントをまとめておくと質問しやすくなります。

★病名
★現在どんな状態なのか、どんな症状があるのか
★どんな治療方法があるのか
★今後の治療方針
★薬の名前と作用・副作用
★今後の見通し
★今後、注意すること
★次の来院日

本人に病名を告げること

病名を明かすことを「病名告知」といいます。病気に関する情報提供を行うときには、病名告知の問題を避けては通れません。

日本精神神経学会は、「『精神が分裂する病気』ではあまりに人格否定的で本人に告げにくいので変更してほしい」という（当時の）全国精神障害者家族会連合会からの要望を受け、２００２年、「精神分裂病」から「統合失調症」へ病名を変更しました。これは差別や偏見を解消するための動きとして特筆されるべきものです。なかには、「病気の内容が変わったわけではないから告知できないことには変わりない」という医療関係者もいますが、病名の変更以降、病名の告知は前向きに行われるようになっています。

これまで、告知によって、よい影響が出るとはかぎらないといわれてきました。

私はかつて、デイケアへの通所者を対象に、統合失調症という病名を知った影響について調査しました。その結果、「病気を自覚し薬を飲むようになった」「疲れたら無理しないように気をつけるようになった」など好影響を受けた人は、「将来を悲観し自殺も考えた」など悪影響を受けた人よりも数の上では多くなっていました。

しかし、事例によっては時期を選び、患者さん本人の気持ちに十分に配慮しつつ、病気への対処法や治療の有効性についての情報提供を行うなどの配慮を要することは言うまでもありません。以下に、告知に際して配慮すべきことを述べたいと思います。

●主治医が責任をもって計画的に話す

発病のときは、患者さんに病識（自分が病気であるという認識）がなかったとしても、幻覚や妄想の症状が落ち着いてからは自分が病気であることを認識し、自ら積極的に治療を受けていただきたいと思います。患者さん自身が「私は病気ではない」と言い続けている状態では、たとえ本人に内緒で薬を飲ませることができたとしても、遅かれ早かれ気づかれてしまい、再発を招く結果になってしまいます。ですから、「今後は自分で病気の管理をしていく必要がある」ということを患者さん自身にわかってもらう必要があります。

このとき、インフォームド・コンセントの考え方からみても、病名の告知は重要です。しかし、病名を告げるのは両刃の剣ともいえます。中途半端な伝わり方をすると、かえって本人にとってつらい体験になるからです。

母親と一緒に統合失調症に関する講演会に参加した女性の患者さんは、そこで自分の病名を悟り、ショックを受けて病状も悪化してしまったことがあります。本人は、「統合失調症は不治の病」などとこの病気に対して悪いイメージをもっており、しかも前々から「自分は統合失調症ではないか」と不安に思っていたのが的中したためでした。

当時、主治医であった私は、「きちんと治療をし、無理な生活をしなければ大丈夫」とあとから時間をかけて説得しましたが、私も母親も、病気を隠していたことを本人から責められました。このとき私は、病名の告知は、主治医が患者さんの不安をかき立てないように責任をもって計画的に行うべきであると痛感しました。

また、別の例では、「自分は高血圧だ」と言って譲らない患者さんがいました。病状についてくわしい説明をすると、本人の対決姿勢がますます強まりそうだったので、とりあえず不眠状態だけは認めてもらい、疲れをとってよく休めるように抗精神病薬を寝る前に飲んでもらうようにしました。その後はよい経過をたどり、私とも打ち解けた会話ができるようになったので、1年くらいたった時点で改めて話してみたところ、「自分でもあのときは精神病だと思っていた。認めるのが嫌だった」というような意味のことを言われました。こちらが無理に病名を押しつけなくても、患者さんは頭のどこかで薄々気づいているのだな、とそのとき感じました。

したがって、私の場合は、いつも病名を告げるわけではありませんでした。幻覚や妄想が強く、患者さんが混乱している時期には、病気の説明をすることでかえって反発されたり、絶望して治療に非協力的になってしまったりするおそれもあります。日常の診療のなかで病名について、きたんなく話し合えるようになるためには、主治医と患者さんとの信頼関係の形成が必要です。

こうしたことを念頭に置きつつも、2002年に統合失調症と病名が変更されて以降、診断がつき次第、病名を告げることがむしろ一般的になってきています。

●本人に病気のイメージを伝える

治療について主治医と患者さんが共通の意見をもつためには、病名の告知だけでは足りません。病気について知ってもらうことは治療上、とても大切です。しかし、患者さんはなかなか自分の病気のことをわかってくれないものです。

かつて私は、回復して陽性症状が消失した患者さんに対し、「今後、再発すると思いますか?」という質問のアンケートをしたことがあります。その結果、ほとんどの人が「もう再発しない」と回答していました。一般に、病気になった場合に「再発する」と答える人は少ないでしょう。ですから患者さんを責めることはできないのですが、医師からすれば、本当は再発する危険性が少なからずあることを本人が自覚しないと治療に差し支えるのです。

私は、患者さんに「あなたの病気は、ほかのどんな病気に近いと思いますか?」とたずねることがあります。最初のうちは、「疲れただけ」という答えがいちばん多く、これは病気であるということすら認めていないことになります。なかには「風邪」「はしか」と答える人がいます。こうした認識は、少しは病気であると考えている結果と思われます。しかし、風邪もはしかも、症状がなくなれば治療は終わります。今後風邪やはしかにかからないように予防のために薬を飲み続ける人はいませんから、確かに自分の病気をはしかに近いと考える患者さんは薬を飲み続けるという気持ちにはなりにくいのだろうと思います。そこで、私は「統合失調症は結核に似ている病気」と患者さんに話すようにしています。

かつて結核は恐ろしい病で、若い世代でも亡くなる人が少なくありませんでしたが、今ではきちんと薬を飲んで治療を行えば死にいたることはまずありません。それでも、いったんよくなったあとも、医師が「もう大丈夫」と診断を下すまで再発予防の薬は欠かせません。予防を怠ると再発し、別の部位に病変ができたりして肺の機能が低下してしまいます。その結果、ちょっと道を歩いただけで息切れがしたり、風邪やほかの呼吸器疾患にもかかりやすくなります。

こうした説明は、統合失調症の場合にもかなり当てはまります。ただ、患者さんにこのように話したとしても、すぐに納得してくれる人はそういません。しかし、不幸にして2回、3回と病気が再発したときには、このたとえが生きてきて、本人の気持ちが変化することに役立つと考えています。

その後の外来通院

●通院か入院かは慎重に決める

統合失調症の治療は、現在、通院治療が基本になっています。その理由として、なぜか最近、軽症の患者さんが増えてきていることや、薬の開発が進み、医療の質が向上したことで、たとえ入院しても早期に退院できる人が増えていることが挙げられます。

継続的な治療を必要とする精神疾患の場合、患者さんが日常の生活を維持しながら外来で治療を受けられることは非常に大切です。

入院は、24時間体制で患者さんの状態を観察し、集中的な治療ができるという利点がありますが、外来より入院のほうがよいとはかぎりません。

1～2週間の入院で危機的な状態から立ち直る患者さんがいる一方で、入院したその日から症状が一気に悪化してしまう人もいます。これは、病状が悪化の気配を示しながらも、社会のなかでどうにか危うい均衡を保ってきた患者さんが、入院という環境の変化でその均衡が崩れ、病気が一気に顕在化してしまったともいえます。

一般には、入院すると、外来治療より早く症状が落ち着くと考えられますが、本人に入院に対する抵抗感が強い場合などは、一時的にせよ症状が悪化する場合もあります。また、いったん入院すると、通常は、ある程度落ち着くまで入院生活を送ることになります。その期間はおおむね1か月から3か月程度と見込んでおいたほうがよいでしょう。これだけの期間とはいえ、在宅生活を離れるとさまざまな支障が出てきます。まして長期にわたる入院生活になれば、患者さんの社会性や生活能力の低下が大きな問題となってきます。

このような点を総合的に考え、患者さんの症状が悪化した場合でも、外来へひんぱんに通院してもらうなど、患者さん、家族、医療機関がそれぞれできるだけの対処をして、在宅で何とか危機を切り抜けるように努めることが大切です。

それでも入院がやむを得ないということになれば、患者さんが入院治療に専念できるなど、気持ちの切り換えがしやすいのではないでしょうか。いずれにしても、「通院か、入院か」という問題は大切なことですので、治療を続けながら主治医とよく話し合うようにしましょう。

●疑問や迷いをそのままにしない

外来では、主治医と患者さんとの面談（問診）が中心になります。

初めは緊張していた患者さんも、次第に診察の要領がわかってくると安心できるようになるでしょう。しかし主治医も人の子ですから、みなそれぞれ個性があります。懇切ていねいに説明してくれる医師もいるでしょうが、なかにはいつまでたっても無愛想だったり、何か質問すると不機嫌そうな顔をする医師さえいるかもしれません。医師とのいい付き合い方を身につけることは、外来通院を有効にするためのポイントのひとつです。1回の診察は短くても、長期にわたると大きな差になって出てきます。

診察を受けるうちに生じてくる「本当にこの薬でいいのだろうか」「薬の副作用のせいで元気が出ないのだろうか」などのさまざまな疑念や疑問に対して、主治医からうまく「安心を引き出す」ことが大切です。「安心を引き出す」というのは、聞きたいことに対する回答を得られることだけでなく、その際に気持ちのよいコミュニケーションが成立するということです。

精神疾患にかかった人は、人と人とのコミュニケーションに繊細な傾向があり、一度、嫌な思いをすると「この先生に言っても仕方がない」と決めつけてしまい、本当に知りたいことや訴えたいことを伝えなくなってしまうおそれがあります。こうした嫌な思いをさせる医師の態度が問題だといえばそれまでですが、どうすればうまくいくかを考え、率直な気持ちを主治医に伝えることを目標にしていただきたいのです。ほかの病気以上に、精神疾患の治療には、患者さんや家族と主治医の協力が大切です。

とはいっても、診療の時間は概して短く、極端な場合は〃3分診療〃とさえいわれてきました。医師に言いたいことをあらかじめメモにまとめておくなど、診療の時間をなるべく有効に利用するように工夫し、どうしても時間が足りない場合には、別に時間をとって話す機会をつくってもらうように頼んでみてください。

また、自分の言いたいことを伝えることは大切ですが、主治医が聞きたいこと、つまり病気の治療に大切なことは何かについて知っていれば、ポイントを押さえた話ができるでしょう。

外来で、主治医が患者さんや家族に確認したいのは以下のようなことです。

●よく眠れているか、からだがだるくないか、食事がおいしく摂れているか、便秘や下痢をしていないか……まずは一般的な身体の健康状態が基本です。

●薬がスムーズに飲めているか、苦痛な副作用がないか……薬は長期にわたって服用する必要があるため、問題があれば患者さんが飲みやすいように工夫することが必要です。

●リラックスできているか、のんびり楽しめる時間・場所があるか、家族とうまくいっているか……少しでも気持ちが楽になれる場所、ゆとりのある時間をもつことが再発予防と回復につながります。

●生活の知恵やコツが少しずつでも広がっているか……作業所や患者会で仲間とかかわったり、身近な相談相手をもつことで体験が広がり、上手に暮らしていく知恵やコツが身につきます。

なお、診察に際し、家族も同行するかどうかは大きな問題です。初診後、病状が安定しないうちは家族も同行し、患者さんと一緒に、あるいは個別に主治医と会うことが必要になることが多いかもしれません。しかし、ある程度、状態が落ち着いてきたら、患者さんがひとりで診察に行けるようになることが課題となります。本人だけでは重要なことを言わないのではないかと心配する家族がいますが、結局のところ、療養は本人が主体的に行うほかないのです。

患者さんが単独で通院するようになると、家族からの申し出がないかぎり、医師のほうから家族への働きかけがなくなることが少なくありません。このような場合は、状況により1、2か月から数か月に一度は、家族のほうから依頼して主治医と会って話をするようにしましょう。その際は、患者さんに隠して会うのではなく、本人と一緒か、別に会う場合には本人にそのことを伝えるようにしましょう。「家族が安心するため」と言えばわかってくれると思います。

主治医との関係について

●よい主治医とはどんな医師か

外科医の場合は、たとえ無愛想でも、腕が一流であれば高い評価を受けると聞いたことがあります。もちろん精神科医の場合も、処方薬についての勉強を積み、適切な判断ができる人が「よい医師」に違いありません。しかし、いくら薬の知識が豊富でも、きちんと説明してくれなかったり、その医師の前で患者さんや家族が緊張してものが言えないようでは、よい治療は期待できようもありません。

多くの人が考える精神科の「いい先生」の第一の条件は、患者さんが思っていることや感じていることを傾聴して受けとめ、受診することで患者さんの気持ちがやわらぐような医師であると考えられます。このような医師は、通常、患者さんが本当に困ったときに誠意ある態度を示し、患者さんが回復することへ熱意をもっている人であると思われます。

しかし、こういった絵に描いたような「よい医師」がそうそういるわけではありません。また、「よい医師」のところには多くの患者さんが詰めかけ、結果としてひとりひとりにていねいな診察ができない場合があります。また、ある人が「よい医師」であると思っても、ほかの人がその医師を同じように感じるとはかぎりません。たとえば、欠点も含めてストレートに指摘する医師がいいと思う患者さんがいる一方で、こうした指摘を批判と受けとり、傷ついてしまう患者さんもいます。これはいわゆる相性の問題で、ある程度は避けられないものであると考えられます。

つまり、「よい医師」を探そうとするよりも、自分とうまくコミュニケーションがとれる医師を「よい医師」と考え、今の主治医を自分にとって「よい医師」に変えていくことが現実的なのです。

●主治医を変えたいと思ったとき考えるべきこと

そうはいっても、患者さんがいっこうに回復しなかったり、主治医への不信感が募っているような場合に、主治医を変えたいという相談を受けることがあります。

主治医が十分な説明をしてくれない場合、薬の数や量がむやみに多い場合、患者さんが主治医を信頼できないと言って受診を拒否している場合などは、転医が選択肢のひとつになるでしょう。

しかし、「よい医師」をいざ探そうとするとなかなか大変です。大都市などでは医師の数が多いため選択肢も広がりますが、地元に精神科の医療機関が1か所しかない場合など、選択肢がないところも少なくありません。

また、主治医を変えることは、それまで続けてきた治療を中断することになるため、転医が適切でない場合にはマイナス面のほうが大きく出る可能性もあります。新しい医師は違う治療をしてくれると期待しがちですが、このプラスとマイナスの面を慎重に考える必要があります。

主治医は治療の責任をもつ立場にありますが、神様ではありません。大切な情報が伝えられなければ正しく判断できないことがあります。

ですから、「自分は何も言わなくても医師は理解してくれている」というのは過剰評価であると考え直し、関係がうまくいかなくなった背景についても考えてみて、疑問に思うことや不審な点は率直に質問をする努力をもう一度してみていただきたいと思います。

また、医師も生身の人間ですから、もし家族が一方的で攻撃的な態度をとったりしたら、そっけない返事をしてしまうこともあるかもしれません。医師をほめたりおだてたりする必要はまったくありませんが、不安のあまり医師を問い詰めるような言い方をしていないかどうかなど、家族自身の態度を振り返ってみることも必要です。よりよい治療を進めるために、患者さん、家族、主治医が互いに歩み寄り、穏やかで良好な関係を築き上げたいものです。

そして、忘れてはならないのは、患者さん本人の気持ちです。本人が主治医を信頼しているのに、家族の考えで無理に転医させることは避けなければなりません。このようなことを考えたうえで最終的に転医を決めた場合には、その旨を率直に冷静に主治医に話すようにします。

Q&A

Q　両親だけに病名を告げられました。本人から病名をたずねられるのですが、どんなふうに答えたらよいですか?

A　最近は、主治医が直接、本人に病名を告げることが多くなっています。この質問のような場合、問い詰められたからといって、病名を告げるだけでは不十分です。無造作に病名を告げたことで治療がうまくいかなくなることもあるからです。

病名に加えて、なぜ薬を飲んで治療を続けなければいけないのか、患者さん自身が納得する説明が必要です。決まった説明の仕方があるわけではありませんが、本人の状態を念頭に置きながら「睡眠不足で神経が過敏になり過ぎている」「聴覚が過敏になり過ぎて余計な雑音が入ってきている」「疲れを感じるセンサーが故障していて、このままだと倒れてしまう」など、身体の機能に結びつけて現在の状態を説明したり、「今はずいぶんよくなったが、この病気は再発する病気である」などと述べたりして、治療の必要性を理解してもらうのがよいのではないでしょうか。それでも本人が納得しないようなら、「今度、先生に一緒に聞いてみよう」と答えるのも一法です。

第3章　入院〜退院

精神科への入院

特に精神疾患の場合は、「入院したら将来がない」「一度入院したら一生退院できないのではないか」などという思いから、患者さん本人にも家族にも入院を避けたい気持ちが強くみられます。しかし、現在では、1〜6か月間入院したあと、地域で社会生活を続けながら外来へ通院するケースが患者さん全体の8割を超えています。確かに、10年を超える長期入院者の数は、精神科医療機関の入院者数の約3分の1に達していますが、そのうちの多くは、地域に社会復帰の受け皿がほとんどなかった時代が生んだ〝社会的入院〟で占められていると考えられます。

言うまでもなく、入院が終われば治療は終わる（病気が治る）わけではありません。入院は、症状が活発で、しかも在宅での療養が困難な場合に、外来でも療養が継続できる状態となるまでの間、できるだけ安全に、できるだけ確実に治療と保護を行うためのひとつの方法です。

入院はしないに越したことはありませんが、いざ必要と判断されたら、地域での生活を続けていくためにこそ上手に利用したいものです。

●入院はどのような場合に必要か

それでは、統合失調症の患者さんにとって入院が必要になるのはどのような場合でしょうか？　その例を次に示します。

①幻覚や妄想あるいは昏迷などの精神病症状が活発であり、併せて以下のひとつないし複数の問題が起こっているとき

●他人に危害を及ぼしたり、そのおそれが高い
●自傷行為や自殺を企てたり、そのおそれが高い
●主治医が診察することができない（受診拒否など）
●食事や睡眠がほとんどとれない
●必要な服薬や療養ができない
●家族が療養を支援する負担に耐えられない

②以下のような理由で薬の処方を変更する必要が生じたとき

●抗精神病薬の服用により入院を要する副作用が生じた
●適当な抗精神病薬と処方量を決めるため、詳細な観察が必要

③入院治療が必要なほかの身体症状を合併しているとき

④休息のための入院

これらの理由のうち、実際には、幻覚や妄想などの症状のために入院を余儀なくされることがいちばん多くなっています。

●入院治療で得られるもの

入院の必要性を別の角度から理解していただくために、入院が必要となった患者さんやその家族が入院治療を通じて得られるものについて述べてみます。

●症状が軽快する……投薬などの治療に加え、それまでの社会的義務や対人関係から一時解放されることで心身の休養をとることができ、幻覚や妄想などの症状が軽快します。たとえば、幻聴におびえていた人が安心し、妄想に基づいて非現実的な行動をとろうとしていた人がそうした行動に関心を示さなくなります。入院していなければ起こり得た生命の危機や突発的な問題行動を未然に防ぎ、結果的に患者さんの名誉や将来の可能性を保護することになります。

●身体的な消耗状態が解消する……入院前にみられた拒食や睡眠不足などによる身体の疲弊が回復します。身体疾患があれば、併せて治療されます。また、薬の副作用に由来する身体的問題についても速やかに調整されます。

●日常リズムと自立した生活行動が回復する……入院前は、昼夜逆転していたり、不眠であったり、食事も摂れなかった人が、規則的な日課に従った生活を送ることで、食事、更衣、入浴、歯磨きなどの日常生活活動が再びできるようになります。

●主治医や病棟スタッフとの信頼関係ができる……外来通院に比べて主治医との接触の機会が多くなり、信頼関係が築きやすくなります。また、病棟に勤務している看護師をはじめとする医療スタッフとも打ち解けたコミュニケーションがとれるようになります。

●ほかの患者さんと交流する機会ができる……病室は通常4人部屋で、病院内のホールや食堂では多くの患者さんと顔を合わせます。また、卓球やカラオケなどのレクリエーションや、作業療法などの治療プログラムを通じて、ほかの入院患者さんと親しくなり、孤立感を癒したり、自分の病気に関する情報を得たりする機会が得られます。

●病気と向き合っていく姿勢が整う……入院中に服薬の必要性を理解し、服薬の習慣がつくようになります。また、医療スタッフやほかの患者さんから自分の病名、症状、治療法、予後などについての情報を得ることは、今後の自分の療養について考える機会となります。

●家族との緊張関係が解消する……入院前、病気の症状のために家族ともめたり、入院を巡って緊張が高まったりしていた家族との間に、また和やかな関係が戻ってきます。

●家族の態勢を立て直す……入院せざるを得ないときには、たいていの家族は疲労困憊《こんぱい》しているものです。入院は、家族の疲労を取り除く意味もあります。また、入院中に、治療の見通しや病気の説明を主治医からくわしく聞くことができます。入院をきっかけにして、家族のかかわり方を見直したり、社会復帰のためのサービスについて情報を収集する時間がつくれます。

以上に述べたことは、入院して機械的に薬の投与を受けているだけで実現するものではありません。そこに人が人のこころのケアをする精神科医療の難しさと、その裏返しとしてのやりがいがあるところといえます。

●入院の形態

精神科の入院制度には、「任意入院」「医療保護入院」「措置入院」「応急入院」の4つがあり、任意入院以外は本人の意思に基づかない強制的な入院となります。

●任意入院……患者さん本人の同意に基づく入院です。ほかの診療科への入院との違いは、本人が退院を希望した場合でも、精神保健指定医が入院継続が必要と診断した場合には本人へ説明したり、今後の治療について調整を行うために72時間にかぎり退院を制限できる点です。

●医療保護入院……本人の同意が得られないときに、精神保健指定医が入院が必要と判断し、家族等が入院に同意した場合に入院が決定されます（262ページ参照）。入院しなければ治療が行えず、また保護の面で深刻な事態が想定される場合が対象になります。

●措置入院……精神疾患のために自殺の危険性がある場合や、自分や他人を傷つける行為、器物損壊などの法律をおかす行動がある場合に警察や保健所が介入し、精神保健指定医2名の診察により、都道府県知事の措置（命令）で入院が決定されます。医療保護入院では保護者の申し出があれば退院させなければなりませんが、措置入院では自傷や他害のおそれがなくなったと医師が判断しないかぎり退院が許可されません。

●応急入院……精神保健指定医がただちに本人を入院させる必要があると判断した場合で、保護者の所在がわからないなどの事情で同意が得られないときに行われます。

●入院を本人に説明する

入院が必要と判断されたときに、患者さん本人にどのように告げるかは大きな問題です。基本的には、主治医が精神保健福祉法の規定する入院告知の手順を踏んで説明するのですが、それぞれの入院の形態により、説明の仕方が若干異なります。

本人も入院が必要と考えていると判断できれば、任意入院を考えることになります。この場合には、

「入院する理由」ないし「入院するメリット」を伝えれば了解してもらえることが多いです。たとえば、「あなたは現在、幻覚や妄想が活発な状態で治療が必要です。あなたもつらそうだし、早くきちんと治療すれば十分に回復します。ですから入院をお勧めします」とか「自宅にいるといろいろなことが気になってゆっくり休めないようだから、入院してしっかり睡眠をとりましょう」などと言います。そして、治療内容やおおよその入院期間、入院先について説明します。たとえば、「最初は薬物療法を中心にして症状をおさえ、十分に休養をとって心身のリフレッシュを図りましょう」といった具合です。

しかし、本人が入院したくない場合は、このような説明では同意を得られないことがしばしばあります。医師は、基本的に任意入院の場合と同じことを話しますが、そのあと本人から反論が出ることがあります。その反論の内容はいろいろです。「自分は病気ではない」と真っ向から病気を認めない人、「外来に通ってくるから入院は必要ない」と言う人、「自分は今、就職しなければならない大事な時期。就職が遅れる責任をとってくれるのか」と言う人……。

このような訴えに対し、医師は、外来通院できる可能性や、現在就職できる状況にあるのかどうかなどを推測し、さらに説明を試みますが、いくら議論をしても埒《らち》があかないと感じることもあります。同意を得られないと判断されるときには、対立がエスカレートするのを避け、「あなたのご意見はわかりましたが、精神科医として入院を勧める私の気持ちに変わりはありません。今回はご家族の同意に基づく医療保護入院で入院していただきます」などと話して、家族（正確には保護者か扶養義務者）の同意を得て、本人に医療保護入院の告知書を渡します。

医療保護入院の場合、医師（精神保健指定医）が入院が必要と判断しても、家族の同意がなければ入院はできません。ですから、患者さん本人の前で家族がはっきり同意していただかないと治療に差し支えることがあります。たとえば、無理やり入院させると、あとで本人に恨まれるのではないかと心配して「先生もああおっしゃっているから、1日だけ入院してみたら」などと言ったりすると、入院後「約束だから家に帰る」と言い出す患者さんが出てきます。入院さえすれば、あとは病院が何とかしてくれると考えるのは間違いです。

その場しのぎは結果的に患者さんにうそをつくことになり、信頼関係を損ないます。幻覚や妄想は薬で治療できても、信頼関係はそういかないことを理解していただきたいと思います。「あなたの状態は先生のおっしゃるように病気だと思う。入院してきちんと治療してほしい」ときっぱりと話すようにすれば、むしろ恨みをあとに残すことはないと思います。

精神保健指定医

精神保健指定医は、臨床経験に関する一定の条件を満たし、必要な知識や技能を有すると認められる医師の申請に基づき、厚生労働大臣が指定する医師のことをいいます。

本人の意思に反する非自発的強制的な入院の場合、ひとつ間違えば患者さんの人権侵害にもなりかねないことから、精神保健指定医という精神科医の診断が不可欠な条件となっています。

入院治療施設

●精神科病棟の構造

精神科の病棟は、自傷や他害のおそれのある患者さんや、判断能力が不十分な状態の患者さんを保護するという観点から、ほかの診療科の病棟とは異なる構造をもっています。

患者さんは、「閉鎖病棟」「開放病棟」のいずれかに入院します。

閉鎖病棟は、個室もしくは数人単位の病室に洗面所、トイレ、食堂、デイ・ルームなどの設備を備えた病棟で、職員が鍵を管理し、患者さんの出入りの自由が制限されます。治療に拒否を示す人や、精神症状が活発な人が対象になります。

自殺企図《きと》、錯乱、器物損壊など自分の行動をコントロールできない患者さんの場合、隔離室（保護室）と呼ばれる個室を使用することがあります。隔離室では、一時的に外界の刺激を遮断することにより心身の安静を図ります。精神症状や行動の観察とともに、食事の状況、血圧・体温・尿量など身体的な観察が頻回に行われます。適切な観察と充実した治療を集中的に行うことで、自殺企図や暴力行為を予防し、入院期間の短縮を図ります。最近では、隔離室の前にデイ・ルームを設けて、精神科集中治療室（PICU）とし、急性期や重症の患者さんを治療する病院も徐々に出てきました。

開放病棟は、ほかの診療科の病棟と構造は同じです。しかし、開放といっても、安全上の理由から、夜間など一定の時間帯は入り口を施錠している場合があり、厳密には半開放病棟ということになります。

精神科の医療機関では、患者さんに対する安全対策を怠りなく考える一方で、本人が「閉じ込められている」という圧迫感を少しでも減らそうと工夫をこらしています。たとえば、以前は精神科病院の象徴とされることもあった〝鉄格子〟は徐々に減少し、ガラス窓に強化ガラスが使われるようになってきました。また、ガラス戸は嵌め殺しになっていたり、ごくわずかしか開かないような装置がついているのが普通です。病室のベッド周囲にはカーテンレールが設置され、患者さんのプライバシーの保護が図られるようになっています。このカーテンレールも、首を吊ったりできないような構造や強度になっています。トイレのドアは、万一のとき外から開けられるように特殊な装置がついていることが多いです。

このように、アメニティ、すなわち入院環境の快適さが重視されるようになり、最近、建て替えられた病棟ではほかの診療科病棟と区別できないようなところも増えてきました。

●精神病床の基準

精神科の病床は、一般病院（総合病院）や大学病院などの一部を除いて、一般病床より人員配置などが少なく設定されています。たとえば、一般病床では、患者さん16名に対して1名の医師を配置しなければならないと規定されていますが、精神病床では、患者さん48名に対して1名の医師を配置すればよいことになっていました（いわゆる精神科特例）。看護職員や薬剤師の配置についても、同様の特例がなされています。しかし実際には、精神科の急性期治療のためには一般病床と同じか、場合によってはより多くの人員配置が必要です。

最近では、人員配置を手厚くした精神科急性期治療病棟などの専門病棟ができてきており、3か月以内で退院することを目標に積極的な治療を行っています。この病棟では、患者さん3名に対して看護職員を1名以上配置し、病棟には精神保健指定医の資格をもつ医師と、精神保健福祉士（精神科ソーシャルワーカー）か臨床心理技術者が常勤していることが義務づけられています。精神科急性期治療病棟をもつ病院は２０１２年６月現在、全国で308となり、かなり厳しい条件を満たさないと開設が許可されない精神科救急入院料病棟（いわゆるスーパー救急病棟）も102か所と増加してきました。

患者さんが入院する病棟が、こうした急性期治療の専門的病棟かどうかを確認することも大切です。

●行動の制限

精神科の医療機関では、必要に応じて患者さんの行動に制限を課すことができます。

閉鎖病棟での処遇や隔離室への入室を指示すること自体が行動の制限に当たります。これに加え、隔離室の中でも自殺や自傷が予測される場合や、看護者に暴力を振るうなど衝動性や攻撃性が非常に強い場合には、状態が落ち着くまでの間、一時的な身体拘束を必要とすることがあります。身体拘束は、布などでできた器具で胴、四肢などをベッドに固定して行います。以前は、自傷のひどい患者さんの手を押さえる目的で拘束衣が用いられたこともありました。

こうした行動の制限は、患者さんの人権擁護の立場から、その際の手続きが規定され、過剰な制限が行われないよう外部から監視されています。

行動の制限は、精神保健指定医の指示がなければ行うことができません。精神保健指定医は隔離や身体拘束の指示が出ている患者さんのもとをひんぱんに訪問し、カルテに病状を記載し、改善が認められた時点でただちに解除の指示を出す義務があります。

また、通信や面会の自由については、病状に深刻な影響が出る可能性が高い場合を除いて、制限してはならないことになっています。各病棟には、公衆電話を設置することが義務づけられています。危険物が入っているなど特別の場合を除いては、手紙を検閲することは許されません。また、患者さんと弁護士との面会を妨げることも許されません。

病院内での処遇改善や退院の請求がある場合には、精神保健福祉センターに窓口を置く精神医療審査会に申し出ることができます。病棟内の公衆電話の周辺には、精神医療審査会や法務省法務局の連絡先の電話番号が掲示されることになっています。

入院治療の概要

●入院中の治療

入院治療は、「服薬」「医師の診察（精神療法）」「看護師によるケア」「リハビリテーション（作業療法など）」という4つの柱で成り立っています。

精神科医の計見一雄氏は、治療による心身の回復の経過を3段階に分け、それぞれの課題をまとめています（図1、表3）。それによると、まず十分な睡眠がとれるようになり、昼夜のリズムが回復してきます。次いで、日常生活活動が再び自立して行えるようになってきます。その次の段階として、患者さん同士の対人関係をもつ余裕が回復してきて、帰宅への準備が進められます。この時期には作業療法、生活技能訓練（SST）、あるいは服薬の必要性を理解するための教育的プログラムに参加したり、これからの生活の不安などに関して主治医をはじめとするスタッフと話し合う時間がもたれたりします。

このほか、戸外の散歩、卓球などのスポーツ、ゲーム、カラオケ、患者さん同士の話し合いの会など

図1　入院から退院までの3つの段階

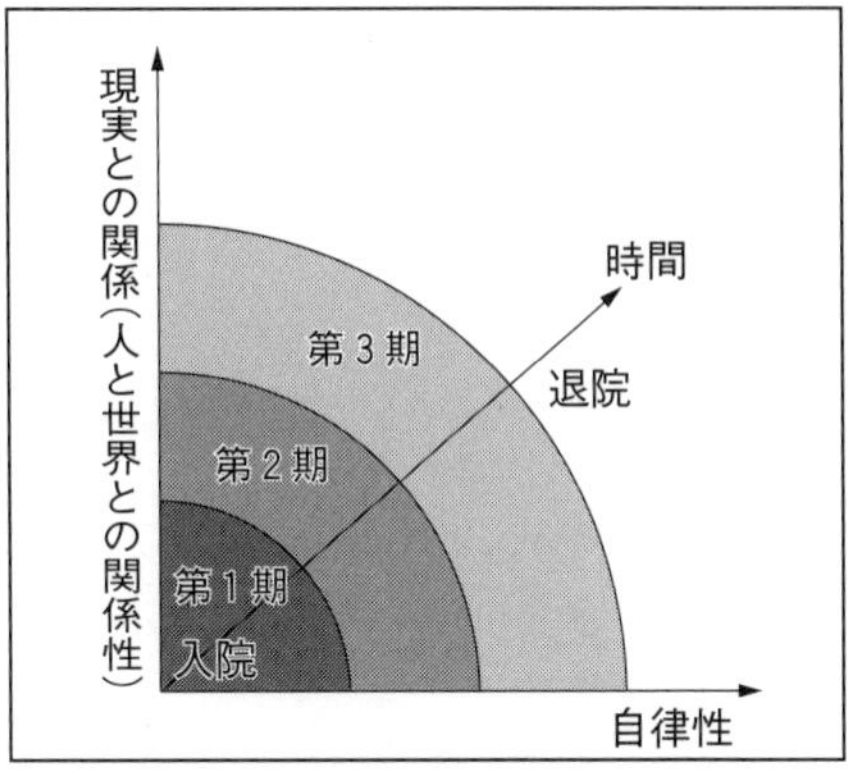

（岡上和雄編，計見一雄一部執筆：分裂病のリハビリテーション，金原出版，1988年）より改変

表3　治療の3段階のそれぞれの課題

	患者さんの課題	医療スタッフの課題
第1期	1．睡眠の確保 2．自発的な食事（咀嚼，嚥下ができること） 3．排泄行動が自力でできる 4．介助すれば清潔保持ができる	1．安全感の保障 2．時空のオリエンテーションの回復，「病院」にいることの理解 3．少なくとも1人の医療スタッフと相互認知できる 4．言語的交流の回復
第2期	1．概日リズムの回復（しばしば睡眠時間延長） 2．食事，排泄，清潔保持の自立 3．着衣，化粧などの自立	1．医療スタッフとの良好な関係 2．発病にいたる過程を想起すること 3．できれば，想起したことについて話し合うこと
第3期	1．睡眠・活動リズムの復旧 2．病院外への外出，買い物などができるようになる（現金の自己管理） 3．薬を自己管理する	1．病院を出てからの予測される問題をスタッフと話し合う 2．状況を評価する 3．退院後の生活設計をする 4．病院外の援助者を，事前に知っておく

（岡上和雄編，計見一雄一部執筆：分裂病のリハビリテーション，金原出版，1988年）より改変

のレクリエーション活動が組み込まれる場合もあります。これらは退屈な入院生活の時間つぶしではなく、からだを動かし、ほかの患者さんとの交流により回復を促進することを目標とする治療の一環です。また、外出や外泊も、単なる息抜きだけでなく、回復の状況や退院してからの生活についてチェックするための機会です。

こうしたステップをひとつひとつ踏んでいけば、一般に過半数の患者さんが3か月以内に退院できるまでに回復していきます。

しかし、治療経過はひとりひとり異なり、鉄道の時刻表のように回復の予定を示すことはできず、〝思わぬ事態〟に直面することもあります。入院治療では、こうした問題をていねいにひとつずつ乗り越えていきます。以下に、入院開始時、外泊に出るころ（入院中盤）、退院の際に生じる「問題」を事例で紹介しますので、入院治療を知る参考にしていただきたいと思います。

［事例］　Dさんは、20歳前半の男性です。職場で「あいつは仕事ができない」などと噂されたり、こころの中をほかの社員に読まれていると確信するようになり、上司に「自分の仕事を監視するのはやめてほしい」などとくってかかりました。上司は社内の診療所を受診させ、その医師の意見も入れて、「病気かもしれないから精神科を受診させ、少し休養させたほうがよいのでは」と両親に連絡しました。両親もノイローゼ気味であると心配していたので、本人を説得して精神科を受診しました。医師が「このまま頑張ったのでは職場での立場が悪くなるから、入院して治療するほうがよい」と説明したところ、本人から入院の同意が得られ、任意入院となりました。しかし、手続きがすんで家族が帰ると、Dさんは次第に落ち着きがなくなり、家に電話して「入院などしている暇はない。今すぐ会社に行かないとくびになる」と言い始めました。家族が「先生の指示に従って静養するほうがいい」と言うと、荒々しく

電話を切ってしまい、それからは入り口のドアのノブを回して開けようとし、ドアが開いた機会をねらって外に出ていこうとします。看護師が部屋で安静にするように説明に行くと、普段はおとなしいDさんが殴りかかってきました。やむを得ず隔離室に隔離しましたが、行動はさらにエスカレートし、ドアをけったり、「ここから出してください」と大声をあげ、最後はベッドをひっくり返してしまいました。主治医はこうした状況をみて、両親を呼んで事情を説明し、任意入院から医療保護入院への変更が行われ、Dさんにも告知しました。それを聞いたDさんは「だましたな」と怒って、今度は主治医にも暴力を振るおうとしました。両親はこの様子を目の当たりにし、「息子は、普段はおとなしく暴力など振るうことは考えられないのに、入院したら具合が悪くなった。入院させたことは間違っていた」と心配しました。

Dさんほど極端ではありませんが、入院後に病状が悪化する人がいます。入院には同意したものの、病棟に入ったとたん「一生ここから出られない」「ああ自分の人生はこれで終わりなんだ」と感じたと振り返る患者さんが少なくありません。こうした絶望的な気持ちが募ると、混乱したふるまいにいたることがあります。退院希望などを周囲から止められ、それによりますます本人の焦りや絶望的な気持ちが強くなり、逸脱行動が激しくなるという悪循環が始まることがあります。そうなると医療スタッフとの関係も悪くなり、こうした状況に初めて直面する家族も動揺し、それがまた本人にも伝わって不安を強め……という悪循環が重なります。

この事例では、主治医がDさんの気持ちを聞き、「入院当初は誰でもとてもつらい」「それでも今きちんと治療することが必要で、それにより必ず回復できるはず」「スタッフが病状の経過をみながら会社に復帰できるよう最善を尽くすから一緒に頑張ろう」などと繰り返し話しました。また、家族に対しても、入院直後にこうした動揺があることを理解していただくよう努めました。そのうち薬物療法の効果もあらわれてきて、Dさんは徐々に落ち着きをとり戻しました。

[事例] Eさんは20歳代の女性で、夫と2人暮らしです。幻覚や妄想が悪化し、日中は夫は仕事に出てひとりになってしまうので、しぶしぶ入院に同意しました。「私は病気ではないからほかの患者さんとは違う」などと言い、病棟内のレクリエーションなどにもあまり参加せず、病室のベッドに横になってヘッドホンで音楽を聴いていました。入院して1か月くらいすると幻覚や妄想に左右された行動もみられなくなり、夫が休みの週末を利用して外泊をしてみることになりました。迎えにきた夫の前で、Eさんは「もう声も聞こえないから大丈夫」と言い、夫も安心したようでした。家に戻るとEさんは家事はせず、横になっている時間が長かったので夫を少しがっかりさせはしましたが、ほかは問題なく過ごすことができました。ところが、いざ病院に帰る段になると、「病院がどんなにつらいところかあなたにはわからないでしょう。私は病院に帰らない。でも日中ひとりだと不安だから、あなたが1か月くらい休暇をとってそばにいてほしい」などと強く主張しました。困った夫は病院に連絡し、とりあえず外泊を1日延期しました。しかし、翌日になっても、Eさんが同じことを主張しているとの連絡を受け、病棟のスタッフで善後策を検討しました。「このままEさんが退院してもきちんと治療が続けられるだろうか」「夫が休んで療養を続けたのでは共倒れになる」などの意見が出て、主治医がEさんに電話し、病院に戻るよう説得する方針を決めました。主治医は「今が大事なときだからぜひ病院に帰ってきてほしい」と話し、最後は本人と夫が話し合い、しぶしぶながら自ら病院へ帰ってきました。主治医は「戻ってきてくれてよかった」と感謝を示し、Eさんに外泊時の様子を聞いた結果、「治療自体は順調に進んでいる。家では問題がなくてよかった。あとはひとりで家にいられるように自信をつければいい」と

話し、その次の週も続けて外泊を行いたいと申し出ました。夫は「また同じことが起きたら困る」と初めは少し渋りましたが、主治医が「もし戻らなかったら病院からお迎えに行く」と説得して了解を得ました。次の週末、Eさんは笑顔で外泊し、今度はきちんと病院へ戻りました。このことをきっかけにスタッフやほかの患者さんとの関係もよくなり、退院後のデイケアの利用などを話し合い、退院となりました。

Eさんの場合、スタッフやほかの患者さんとうまくなじめずつらい思いをしていることにスタッフも気づいていました。このような状況では、「もう声は聞こえない」と本人が言ったとしても、家庭での療養を続けていくことに一抹《いちまつ》の不安を覚えます。Eさんの「帰院したくない」という意思表示が出たのは、まさにそのような状況のときでした。

スタッフのなかには、「外泊は早過ぎた」という意見も出ました。しかし、Eさんが病院に戻ったとき、「しばらく外泊はだめ」と伝えていたらどうなっていたでしょうか。本人はますますこころを閉ざし、結果として病棟内で何か不適切な行動が出てきたかもしれません。病院では、往々にして〝問題〟が発生します。これを本人の気持ちをくみとり、相互の理解や信頼を深めるチャンスとみていくことで、入院治療が力ずくの強制に陥らないようにスタッフは努力しています。

［事例］　Fさんは35歳の男性で、さる大企業に勤務していました。発病したのは20代の前半で、当初は幻覚や妄想のため不眠となりました。その後は期待された仕事が思うようにできないときなど食欲がなくなり、胃潰瘍と診断されて治療を受けたこともありましたが、入院にはいたらず、仕事は続けていました。ところが、会社が不景気のため、別の仕事内容を行うように命じられたのを機に、仕事が覚えられないとかミスをするとか上司から注意を受けるようになりました。疲れたときなどは、自分を非難

する幻聴がまた聞こえるようになったそうです。そして、一度会社に無断で遅刻したことをきっかけに上司から少し休むように言われ、本人もその気になり、主治医に申し出て短期間の休息のつもりで入院しました。特別ひどい幻覚妄想状態ではなかったので、病院でも比較的リラックスしていました。主治医は当初1か月の入院を要するという診断書を書いていましたが、そのころになるとFさんは「やはり自分は会社に行けない」と不眠を訴え、強い睡眠薬を飲んでも眠れなくなり、昼間寝ているような状態になってしまいました。そんなFさんに対して父親は、「早く仕事に戻らないとやめさせられてしまうぞ」と非難します。Fさんは家族からも責められるようになり、いっそうつらい立場に立たされてしまいました。このような状況をみた主治医は、無理に退院して出社するように勧めても逆効果であると家族を説得し、さらに1か月間の入院治療を要するという診断書を書きました。その際、Fさんの病状について上司に説明すること、Fさんは今後1か月間はしっかりリハビリをやってほしいことを本人と家族に提案し、受け入れてもらいました。その1か月の間に、主治医はFさんのいる前で、上司に病状や勤務上気をつけてほしいことを説明しました。Fさんは緊張していましたが、上司が理解を示し、最後は打ち解けた雰囲気で話し合いを終えました。それからのFさんは退院に前向きとなり、「いつまでも入院していてもいけないから、退院して会社に戻る準備をしたい」と言い、約束の期限に退院していきました。

Fさんの場合、DさんやEさんとは逆に、自ら希望して入院したわけですが、退院の時期が近づくと不安が募り、病状まで悪化していきました。このようなケースの患者さんに対して、「元気が出るように薬の処方を変更して様子をみよう」などと言っていると、ますます退院の時機を逸してしまうおそれがあります。それを防ぐには、退院後の生活上の困難を乗り越える自信を回復できるように支援することが大切です。Fさんのように、会社の上司に対して言いたいことが言えないでいるような場合では、本人に同席してもらったうえで、主治医が上司に説明し、会社へ戻る雰囲気づくりをしたことが有効でした。

この事例のように、症状が軽いとみられる場合でも、まわりのスタッフが患者さんの状況をよく理解し、時には背中を押すような支援をするなど臨機応変の対応が必要になります。

入院中に家族ができること

家族の存在は、入院中の患者さんの回復のために大きな役割を果たします。家族がすべきことは特別なことではなく、温かく、焦らずに患者さんを見守っていくことです。

●病気についてよく知る

入院後、主治医から病状や今後の見通しなどの説明を聞く機会があります。こうした機会を利用して、退院後の患者さんへの支援の仕方や、家族の生活のあり方についての心構えをつくっていくことが必要です。病院には医師以外に看護師、ソーシャルワーカー、薬剤師などがいて、それぞれ専門の立場から説明をしてくれるはずです。

病院によっては、「家族教室」などの名称で、何組かの家族が同席して病気に関する情報を提供する機会をつくっているところもあります。家族教室は、通常3〜4回のシリーズで開かれ、病気の症状、治療法、今後の見通し、家族の接し方などについてそれぞれの専門家が講師となり、質疑応答も交えながらじっくり勉強できるプログラムです。また、ほかの家族の話を聞いて、「悩んでいるのは自分だけでなかった」と安心する家族もいます。このような体験は、家族の不安や負担を軽くし、患者さんの療養を支援していくうえでとても重要です。

最近では、保健所や市町村でも同様のプログラムを行っているところが増えてきました。こちらの場合は、回復した患者さんが登場して話をしたり、地域の家族会や地域の事業所の職員が話をする機会が多いなど、若干の差があるようです。

特に初めての入院のときは、家族は「今の症状」をよくすることに関心が向きがちで、家族教室の〝先輩〟の言葉に同感することは難しいかもしれません。しかし、専門家の話だけでなく、できるだけ多くの体験談を聞くことの重要性を強調しておきたいと思います。

●患者さんを温かく見守る

初めての入院の場合、毎日のように面会に来院する家族もいます。逆に、入院が長期にわたると、入院費用の支払い時だけ面会していくという家族も増えてきます。

家族は、時間に余裕があれば週に1回くらいは面会に行き、訪問して感じた患者さんの印象や気になったことを医療スタッフに伝えておくと今後の治療にも役立ちます。本人が面会を拒否しているような場合でも、スタッフから本人の様子を聞き、家族が会いにきた旨を伝えてもらうのがよいでしょう。家族から見捨てられたという感情をもたれないような配慮が必要です。

入院中の患者さんへの接し方については、特別なことは必要なく、「温かく、焦らず」を念頭に置いて接していただければよいでしょう。

退院した患者さんに、入院中の家族の行動でうれしかったことについて聞いてみると、多くの人が

「先生は治ると言っているから、それを信じてゆっくり治せばいいと家族が言ってくれたこと」「おいしいケーキを差し入れしてくれたこと」「治ったら一緒に釣りに行こうとお父さんが言ってくれたこと」などと答えています。

悪い例を挙げれば、「早く退院したい」などと患者さんが言ったとき、それを家族に対する要求と受けとって、お説教をする家族がいます。言い合いになったりすると、患者さんは「いつ退院できるか」という不安に加え、「家族に見放される」という不安まで背負い込むことになります。患者さんが自身の気持ちを率直に口にできることが重要なので、「本当にそうだね」と受けとめることが大切です。主治医から治療方針を聞いている場合には、「先生のおっしゃるように、○○になったら退院できるからもう少しの辛抱だよ」と返せることもあります。

また、患者さんの前で愚痴を言ったり、涙ぐんだりすることは、本人を動揺させるので控えるようにしてください。そのほか、本人をおそれ、腫れものにさわるような態度をとったり、病院での生活を矢つぎばやに質問したりすることも避けましょう。

●約束を守る

患者さんとの関係を安定させるには、家族ができないことは「できない」とはっきり言い、支援すべきことには誠意をもって当たることが基本です。入院中は、電話、面会、外出、外泊などの場合に、こうした家族の態度が試されることになります。

通信（電話や手紙）や面会に関して、患者さんの希望どおりに家族が対応できない場合もありますが、無理をすると結局、本人の病状にもよくない影響を及ぼす可能性があります。本人の症状が激しいときには、家族以外の人に電話をかけるのはしばらく遠慮してもらうとか、かける頻度や時間帯などについての約束事を決めることが必要になる場合もあります。外出や外泊については主治医と相談してから実施するのがよいでしょう。

逆に、一度決めたからには、家族は多少大変でも約束を守る努力をすることが必要です。たとえば、外泊を例にとって考えてみましょう。外泊は治療の一環として、家でくつろげることができるかどうかを確認することがその大きな目的です。ところが、患者さんのなかには、外泊を決めたとたん、家に何度も電話をかけてきて「やはりやめた」「やはり行く」と気持ちが動揺する人がいます。このようなときは家族も不安になるものですが、本人に振り回されて堂々巡りにならないように毅然とした態度をとっていただきたいのです。「一度決めたことだから外泊してみよう」「何かあったらその時点で対処しよう」などと言って、最後までひとつの態度を貫いたほうがよいでしょう。ここでつい余計なひと言（たとえば「こっちも忙しいなかをぬって外泊を決めたのだから、あまり何度も電話をしてこないで」）を言いがちですが、慣れないことをするときの不安が本人にそう言わせているのですから、冷静に対応していただきたいと思います。実際には、外泊間際になると落ち着く患者さんが多くいます。

一方で、外泊に出たあとは少し様子が違ってきます。たとえば、外泊の前には「1日も早く家に帰りたい」と言っていたのに、帰院予定の日がくると、朝から「今から病院に帰る」と言い出したりする患者さんがいます。特に病状が不安定な時期にある患者さんは、ひとつのことが気になると「いても立ってもいられない」ような心理状況になりがちです。このようなときは「病院に帰るのは午後だからそれまで頑張ろう」と言うばかりではなく、本人に従って病院へ戻ることがあってもよいと思います。その理由は、患者さんのこころの安定を第一に考慮すべきだからです。

どんな経緯があったにせよ、本人が病院へ戻ったときには、家族は「外泊できてよかった。よく頑張ったね」というひと言を本人にかけてあげることを忘れないでいただきたいと思います。

別の病院への転入院

入院治療を受けている患者さんが別の医療機関へ転院することがあります。その代表的な場合は以下の3つです。

●精神科治療の経過中に、身体的な疾患のための専門的な入院治療を受ける必要が生じた場合。たとえば、入院中に癌が発見された場合などが該当します。

●精神科治療の次の段階として、別の病院での治療が勧められる場合。たとえば、精神科病棟に一定期間入院したが退院にいたらず、長期間在院することが予想される場合。また、やや特殊なケースですが、精神科救急医療制度を利用して入院した患者さんについては、翌日ないし2週間程度までの間に別の当番の病院に転送することが決められている場合があります。

●治療効果などを考慮して患者さんや家族が別の病院への入院を希望する場合。たとえば、一定期間入院治療をしたにもかかわらず、軽快せず、患者さん本人や家族がその病院の治療姿勢に不満ないし不信感を募らせた結果、転院にいたることがあります。

ここでは、最後に挙げた理由で転院を考える場合についてみてみましょう。

●転院を考える前にすべきこと

入院治療を始めても、すぐに効果があらわれるとはかぎりません。薬の効き目は患者さんによってまちまちです。また、よくなったようにみえても、再び病状が悪化する場合もあります。特に人の出入りの多い病棟など落ち着いた環境を確保しにくい場合に、患者さんの動揺が生じやすいといわれます。

風邪は1週間程度で治るのが普通ですが、肺炎の場合はもっと時間がかかります。同じように、統合失調症の急性期の症状が落ち着くまでには1～3か月かかることはむしろ一般的です。しかし、家族は、身内の病気を一刻も早く改善させたいという気持ちが強過ぎるあまり、本人の病状に一喜一憂し、その心配がこうじて病院の治療姿勢に不信感を抱く場合があります。

治療がうまくいっていないと感じた場合には、主治医をはじめ担当のスタッフによく説明を求めることが必要です。近年では、病院側も、治療に対して不信感をもたれることがないよう、患者さんや家族に事情を説明するようになっています。

また、初めての入院のときなどは、その病院の評判を十分に調べるいとまもなく入院にいたる場合も少なくありません。その病院に入院した経験をもつ家族から体験談を聞くなどして、病院の評判を聞いてみることも参考になるでしょう。

●転院した人の理由

転院に関する統計資料はありませんが、私自身の現場での経験や、家族からの相談などから判断すると、次のような転院の理由が考えられます。

●主治医が統合失調症の治療経験が浅く、未熟な感じであった。同じ病院で主治医を変えてほしいと頼んだが、変更しないと言われた。

●主治医が大量に薬を投与して副作用が出ているのに、こまめに診察している様子がない。

●入院して1年以上たつのに、薬に対して過敏であるとの理由から抗精神病薬を処方しようとせず、病状がいっこうによくならない。
●いつまでたっても患者さんが主治医にこころを開かず、主治医も気分を害していることをあからさまに口に出すなど良好な治療的関係がつくられていない。
●主治医や医療スタッフから「治らないのは患者さんの病気が重いせい」「病気ではなく患者さんの人柄の問題だから治らない」などと言われ、責任転嫁と感じた。家族が食い下がると、「家族がそのような態度だから本人も治らない」などと逆に非難され耐えられなかった。
●病院の評判を聞いたところ、ほとんどの患者さんが長期入院しており、退院に熱心ではない病院と判断された。

●転院先をみつける

転院は「患者さん本人のため」という意識を大前提に、まず本人の意思を確認したうえで決めることが大切です。

主治医に転院の要望を告げたとき、断固反対する主治医もいないわけではありませんが、むしろ退院することには同意し、「それなら、私（病院）は今後いっさい責任はもてません。行き先の病院もそちらで探してください」などと言われることのほうが多いと思われます。通常、診療情報提供書（紹介状）は書いてもらえるはずです。

しかし、現在入院している患者さんを受け入れ、積極的に治療をしてくれる病院を探すのは容易ではありません。多くの医療機関は、入院を受けた医療機関が退院まで〝責任をもって〟治療をするのがよいという考えで、入院途中で転院してくる患者さんの治療は敬遠したいというのが正直なところだと思います。

適当な医療機関を探すには、よさそうだと思う医療機関に直接当たってみるほか、保健センターや保健所、精神保健福祉センター、地元の家族会などに相談する方法があります。最近では、インターネットでも病院の紹介が行われています。

転院をしたことで病状が好転したというケースもあれば、いくら有名な病院、評判のよい医師に治療を受けてもすぐには大きな変化が得られなかったというケースもあります。しかし、いろいろ悩み抜いて、多くの人から情報を得るなどの経験を積んだうえで転院を決断・実行した患者さんや家族は、概して後悔はしていない様子です。おそらく、医療・福祉のサービスを主体的に利用していく〝力〟が芽生え、その結果としての〝自信〟を感じることができたためではないかと思われます。

退院～退院直後

最近では、できるだけ早期に退院し、在宅で療養をしていくことが一般的になってきています。入院治療は、治療全体からみると急性期の症状（陽性症状）に対するもので、治療の成否は在宅での療養がカギを握っていると言っても過言ではありません。ですから、退院は治療の一過程ととらえ、それから先の療養の出発点と考えることが大切です。そのためにも、退院後の状態を患者さん本人だけでなく家族もよく理解する必要があります。

●退院の決定

退院が決定されるのは、一般に次のような条件が整ったときです。

●入院当初に懸念された自傷や他害のおそれがなくなった。
●症状がほぼ消失（寛解《かんかい》状態）している。あるいは、幻覚や妄想などの陽性症状が少なくとも在宅生活ができるくらいまで軽快した。
●薬の副作用がみられず、しばらくは大幅な処方変更をしなくてもよい見通しが立った。
●自宅への外泊により、在宅生活が可能である見通しが立った。
●患者さん本人が自分の病気に対して、少なくとも通院や服薬が必要であるという自覚がある。
●家族も含めて、今後の療養生活についての計画が合意されている。
●退院後の生活に関連して調整すべきこと（会社や学校との連絡など）が行われた。
●家族に対し病気の知識や療養上の留意点を伝え、理解が得られている。

もちろん、こうした条件をすべて満たせない場合も少なくありません。特に以下のような場合には、やや不十分であると認識しつつ、退院が決定されることもあります。

●患者さんからの退院要求が強く、入院生活より在宅療養に切りかえたほうが今後の治療にとってプラスになると判断される。
●病院が入院患者を次々と受け入れる体制のため、軽快した患者に退院要請をせざるを得ない。
●病院内での問題行動（隠れ飲酒など）がみられるため、病院の管理上、入院継続が不適切と判断される。

●医療費の支払いが困難である。

●退院時の患者さんの状態

以下に挙げる状態はすべて同時に起こるわけではなく、患者さんによってさまざまな状態が生じるのが普通です。

発病当初、幻覚や妄想などの陽性症状があった場合は、退院時にはすでに改善しているか、残っていても日常生活にはあまり大きな影響を与えなくなっているでしょう。たとえ本人が幻聴があると訴えている場合でも、以前より回数が減り、本人はそれほどおそれず、幻聴とうまく共存しているといえます。

一方、ひきこもりや意欲の低下などの陰性症状は、依然として認められるのが普通です。家から出ようとせず、寝ていることが多いので、「やっと退院して元気になるかと思っていたのにショックを受けた」という家族も少なくありません。何かをしようとしても長続きせず、すぐ疲れたと言ってやめてしまいます。30分間集中して本を読むことができる人はむしろ少ないでしょう。新しいことや、いつもと違うことをすると落ち着かなくなる人もいます。

しょっちゅう胃が痛むとか頭が痛いとか、身体症状を訴える人もいます。

周囲の人たちとも会話が少なくなりがちです。人と話したくない、どうしゃべっていいのかわからない、どうふるまったらいいのかわからない、そういった困惑した状態にあるので、人との付き合いを避けて閉じこもりがちになります。喜怒哀楽の感情の表出も乏しくなり、家族は「何を考えているのかわからない」「人が変わってしまった」と感じたりします。

退院後も薬を服用している場合がほとんどなので、その薬の影響で活気が低下していることもあります。症状のうえからは、薬のためなのか陰性症状なのか区別がつけにくく、両者が一緒になっていることもあります。

家族に対する態度も大きく変わる場合があります。

入院前には、家族に対して責めるような言動があった人でも、退院後はそれを忘れてしまったかのようにふるまうことがあります。入院前の暴力のことについてまわりが聞いてみても、「忘れた」などとあいまいな返事をすることが多いようです。どうも患者さんは、病気のときのことをあまり話したくないようです。

逆に、家族に対して依存的になる人もいます。ひとりでいると寂しがって、母親が買い物に出かけようとすると「行かないで」と止めたりします。家の中にいても、家族のあとを追い回したり、なかには20歳を過ぎた人が「ひとりで寝るのが怖い」などと言って両親の部屋に来たりします。話し方やしぐさも、以前と比べると子どもっぽくなったと話す家族もいます。

また、身のまわりのことについてやや無頓着になることが多いようです。言われないとお風呂に入らなくなったり、入ってもきちんと洗わないで出てきたりします。

通院や服薬については本人が同意していることが多いのですが、ひとりでは通院できなかったり、薬を飲む気はあっても忘れてしまう人が少なくありません。

こういった状態は、治療の過程で多かれ少なかれ出現する一時的なものです。再発をせずに順調な経過をたどれば、数か月から2年くらいで次第に発病前の状態に近づいていきます。

しかし、家庭で療養をしている間に、自分の言い分が通らないと暴力を振るったり、お金を際限なく要求したり、生活が乱れて昼夜が逆転したり、たばこや酒などの嗜好品の摂取が増えるなど、いろいろな問題が生じてくることもまれではありません。こうした問題行動は、可能なかぎり避けていかなければ再発の引き金になったり、社会復帰を遅らせる原因にもなります。

このように、退院後の患者さんは、さまざまな支援を必要としています。その支援とは、「再発予防」と「社会復帰」という大きな目標に沿ったものでなければなりません。

家族にできることは、身内のつらさを安易にまぎらわす手助けをすることではなく、本人が自身の力で生活していけるように、できないところを補いつつ、温かく見守り、無理をいさめつつ、「できることから始めるように」と励ますことだと思われます。

●家族の状態

患者さんが退院したあとも、家族はさまざまな不安や悩みに直面することになります。

家に帰ってきた患者さんが以前と様子が変わっていたとしたら、「将来のことを考えると真っ暗になる」という気持ちになるのもうなずけます。本人とどう接したらよいかわからないという不安の声もよく聞かれます。

本人に病名を知らせておらず、悩むこともあるでしょう。病名を言って本人にショックを与えてはいけないし、かといって無理なことをしそうな患者さんを放っておくわけにもいかない。そんなジレンマについて話す家族も少なくありません。患者さんの将来を楽しみにしていた家族は、「もう自分が生きていく望みもなくなった」と感じて、がっかりしてしまうこともあるでしょう。

それでも、家族の多くは、自分たちで本人をよくしていこうと決意します。そうして身内の病気を治したい一心で、無理をいとわず介護を続けます。病人が出たために、かえって家族が一致団結したというケースもあるほどです。

少しでも本人のためになるなら、少しでも本人が早く治るのなら、と自分の生活を犠牲にして介護をする家族もいます。責任を全部背負って、本人のかわりに何かやってあげようという気持ちになる人もいるでしょう。いつも患者さんの様子をうかがって、少しの変化にも一喜一憂しながら毎日を過ごす人もいるでしょう。

このように、初めは「自分たちが頑張れば」と必死で介護を始める家族が多いのですが、もう少し時間がたつとどうでしょうか。

患者さんが回復していくには数か月以上かかることがまれではなく、毎日、本人にかかりきりの生活を続けているうちに家族の疲労が限界に達してきます。

入浴をいくら勧めても本人が応じない場合などは、辛抱しなくてはと思いながら、「どうして言うことをきかないの」と強く言ってしまうこともあるかもしれません。「何で私の家にこんな不幸が襲ったんだろう」と運命を呪いたくなるような苛立ちを感じる人もいるでしょう。仕事に影響が出たり、医療や療養の費用が高額にのぼると家計にまで影響が出てきます。

子どもの場合は、家族の病気のために進学や結婚をあきらめるなど、大きな決断をせざるを得なくなるかもしれません。

また、本人への接し方に対する考えが両親の間で食い違っていたり、父親は仕事が忙しく母親がひとりで患者さんの世話をしていたりすると、夫婦間の関係がうまくいかなくなることも出てきます。両親が患者さんのことで悩んでいる間に、ほかのきょうだいに問題が生じてくる場合も考えられます。

このようなさまざまな困難が重なると、家族全体が危機的な状況に置かれ、家族自身が燃え尽きてしまうことになりかねません。家族が病気の人を支えるだけでなく、家族を支えるものが必要になってきます。このことについては、あとの章でくわしく述べることにします。

セカンドオピニオン

現在、受けている治療が最善なのかどうか、患者さんや家族に疑問が生じることがあります。こうしたときに「セカンドオピニオン」を求めることが制度化されています。

セカンドオピニオンとは、病気の診断や治療法の選択について、主治医以外の専門医の意見を聞くことです。診療や治療に直接、当たっていない医師によるセカンドオピニオンは正しいという保証はないとの意見もありますが、治療方針について納得がいかないような場合には、セカンドオピニオンを求めてみることで、こころのもやもやを解消するきっかけになることもあります。説明を聞いて安心が得られる場合もあるでしょうし、その結果をもとに主治医に気兼ねなく相談できるという利点もあります。

Q&A

Q 入院している精神科病院の処遇に不信感を抱いています。どのような対応策がありますか?

A 精神障害者の人権に配慮しつつ、その適正な医療および保護を確保するため、精神保健福祉法の規定により、都道府県に精神医療審査会が設けられています。委員は精神保健指定医、法律家、精神障害の保健または福祉に関する学識経験者で構成されています。

精神医療審査会は、入院患者本人・家族等からの退院請求や病院内での処遇改善の請求を受け付け、委員が医療機関へ出かけるなどして療養環境や本人の病状を審査し、その意見に基づいて都道府県の知事が医療機関に改善勧告をすることができます。

第4章　統合失調症とはどんな病気か

統合失調症の特徴

●神経の働きのバランスが崩れ精神面に障害があらわれる

統合失調症は、脳の神経の働きに障害が出る病気です。

人間は、さまざまな外界の刺激のなかで生きており、雑念が浮かんでは消えています。そこで、こうしたいろいろな情報を整理して、思考や行動をひとつの方向に「統合」することが脳の大切な機能のひとつになります。統合失調症では、この統合のバランスが崩れ、知覚、思考、感情、意思（意欲）といった精神の働きが円滑に行われなくなります。

●知覚の障害……知覚とは、外界に存在するものを見たり聞いたりしてその存在を知ることです。知覚の障害の代表的なものに、実在しないものを知覚する「幻覚」があります。

●感情の障害……ものごとに無関心になり、喜怒哀楽などの感情の表現が不適切になります。

●思考の障害……ものごとを考える能力が低下し、「妄想」が起きるなど思考の内容に異常が生じます。

●意思（意欲）の障害……自分でものごとをしていると思えなくなったり、ものごとを行うことが困難になったりします。

統合失調症では、知的能力や記憶力などは本来低下しないとされていますが、現実には、感情、思考、意欲などの機能障害と並行して、ある程度の低下がみられることがあります。どこが障害されているのか、患者さんも含めて的確に表現することはなかなか難しいのですが、少なくとも本人は「自分の脳の機能が分裂した」などととらえていないことが普通です。特に、急性期の幻覚や妄想が活発なときには、「今までとは違う世界にいる感じがする」「自分からみれば当然と思われる言動が周囲に理解されない」というのが本人の自覚だと思います。

いずれにしても、統合失調症を発症すると、特に急性期には仕事や勉強などまとまった作業を行うことが困難となり、慢性化するとこれまでできていたことも含め、社会生活を送る能力が多かれ少なかれ低下するようになります。

●100人にひとりがかかるありふれた病気

統合失調症の発症頻度は、世界的にみても性別や地域で大きな差はなく、人口の0.8％、つまり100人から120人にひとりが発病するといわれています。わが国では、一生の間に症状が出る人の数は約100万人と推計されています。世界全体では、総人口約70億人のうち約7000万人もの人がこの病気にかかることになります。その数から考えると、糖尿病や高血圧などと同じようにありふれた病気といえます。

また、ある時点で症状が出ている人は、人口の0.3％と推定されています。わが国で、ある時点で医療機関において治療を受けている人は、約70万人といわれています。これは、発症する100万人の7割ということになります。この差は、まだ罹患していない人、罹患していても通院していない人、罹患したけれどよくなった人などがいるためと考えられます。

世界各国の調査で、統合失調症の発症年齢は10代半ばから40歳くらいまでで、多くは10代後半から30代までに発病することが確認されています。男女を比較すると、男性のほうがやや早い時期に発病する傾向にあります。

前途有望な若い世代で発病し、社会的活動が長い間、制約を受けることは、本人、家族にとってだけでなく、社会的にみてもさまざまな点で大きな痛手となります。

精神分裂病から統合失調症へ

統合失調症は、かつては「精神分裂病」と呼ばれていました。この病名は、スイスのブロイラー博士が提唱した「スキゾフレニア（schizophrenia）」という原名の和訳です。スキゾフレニアとは、schizo（裂く、分割させる）phren（こころ）ia（症状）という意味を指します。

精神分裂病という病名は、病気にまつわる否定的なイメージを聞く人に抱かせ、患者さんの社会参加を妨げるという批判がありました。それを受けて、2002年8月、日本精神神経学会において、病気の呼称を「統合失調症」へ変更することが決定されました。その後、国も法律の条文で統合失調症という呼称に変更しました。

統合失調症の原因

1995年、『こころの科学』という雑誌が精神科の主任教授に対し、この病気に関するアンケートを行った結果を要約して表4に示します。

発症の原因は何かと聞かれたとき、日本で主導的な立場にある精神科の教授の間でも、回答は必ずしも一致するものではないことがわかります。その意味では、統合失調症の原因や仕組みはまだ十分に解明されているとはいえません。でも、回答からもわかるように、脳の生物学的要因や、心理的な要因、環境などが関与していると考える人が多くなっています。

脳の生物学的要因としては、まずドーパミンなどの神経伝達物質の失調が明らかにされています。また、病気になりやすさ（脆弱性《ぜいじゃく》）や遺伝の問題などがこれに関係しています。心理的な問題とは、その人の自分の人生に向かう姿勢、対人的な悩みなどが考えられます。環境としては、養育された家庭の環境、世の中に出て遭遇したさまざまな出来事などが挙げられます。

以下、順に、これらの点で明らかになっていることについて説明してみたいと思います。

●脳の神経伝達物質の失調

脳の中にある神経伝達物質の機能にトラブルが起きているという説があります。

神経伝達物質は、神経細胞と神経細胞との間で、神経の情報を伝達する役目をしています。その一種であるドーパミンが、統合失調症と何らかの関連があると考えられています。

ドーパミンは、脳内で意思、感情、記憶などの機能をつかさどる物質で、この物質が過剰に分泌され

表４　精神科主任教授が考える統合失調症の成因（抜粋）

- 生物心理社会的要因（14 人）
  例）何らかの遺伝子異常と脳の生化学的・生理学的変化が基礎となり，そこに環境要因や心理学的要因が加わって発症.
- 遺伝と発達の関与（８人）
  例）遺伝をも含めた素質的要因と，生育時期における養育者を含めた同居者などとの人間関係が主要な成因.
- 遺伝への言及（７人）
  例）遺伝的に規定されるものを中心に，生来性の何らかの脳器質性要因.
- 脳内代謝・生化学的要因（６人）
  例）ドーパミン系の異常が幻覚，妄想などの陽性症状と関係.前頭葉での代謝低下が感情鈍麻や意欲低下と関係.
- 生物学的原因（５人）
  例）生物学的成因による中枢神経系の機能的ないし形態学的異常.
- 具体的な脳部位への言及（３人）
  例）間脳，辺縁系，脳幹などの機能の不調律．大脳連合野，特に前頭葉の機能障害.
- その他（３人）

（埼玉県立精神保健総合センター心理教育グループ編，木戸幸聖監：心理教育実践マニュアル，金剛出版，1996 年）より改変．もとのアンケートは（こころの科学 60，日本評論社，1995 年）による

るか、あるいは、この物質に反応する神経の感度が異常に高くなり過ぎたりする結果、その神経系の働きが過剰になり、精神活動が「過覚醒」と呼ばれる状態になり、小さな刺激にも敏感になり、注意力が乱れ、思考力も低下します。

アメリカのマックファーレン博士は、この状態を「フィルター理論」として説明しています。図2(左)の人の前にあるのは、神経のネットワークによってつくられた〝フィルター〟です。このフィルターは、必要な情報だけをキャッチし、不要な情報はカットする役目を果たしています。騒がしい街中にいても、私たちは、会話相手の話の内容がわかります。これは、話し相手のほうに意識を集中することで、フィルターが周囲の雑音を選択的にカットしているからです。これがドーパミンが適正に機能しているときの脳の状態です。

ところが、ドーパミンの作用が異常に高まると、このフィルター機能が破綻し、その破れ目から不必要な情報が大量に流れ込んできて(図2・右)、神

図2　マックファーレンによるフィルターモデル

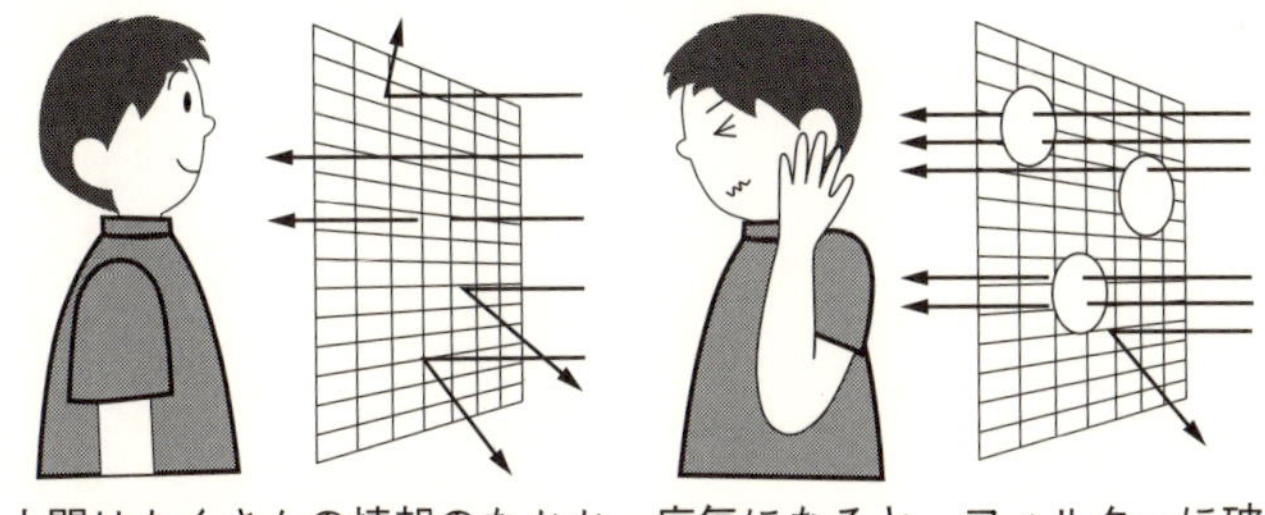

人間はたくさんの情報のなかから必要なものを脳にとり入れ，神経のフィルターを使って不必要な情報は取り除いている．

病気になると，フィルターに破れ目ができて，不必要な情報まで入ってきてしまう．

（月刊ぜんかれん，1992年10月号）より改変

経の働きが混乱し、整理がつかなくなってしまいます。その結果、まわりの音や人の表情に敏感になったり、余計なことが頭をよぎったり、思ってもみないような強い不安に襲われ、考えがまとまらなくなる状況になります。このような状態は、幻覚や妄想、不眠、注意力の集中・維持の困難といった統合失調症の症状と密接に関連すると考えられます。

もっとも、脳内にドーパミンに対する機能が低下している部分があったり、ドーパミンに働きかける抗精神病薬をいくら投与しても幻覚や妄想が必ずしもおさまらない場合があるなどの事実が明らかとなっており、ドーパミンだけで統合失調症のメカニズムをすべて説明することもできないと考えられています。たとえば、最近の研究の結果、脳の前頭葉におけるドーパミンの活動低下が陰性症状（102ページ参照）と関連する可能性が示唆され、非定型抗精神病薬（138ページ参照）の薬効から、この部位におけるセロトニンという神経伝達物質の関与が疑われています。脳内の異常が解明されるには、まだ時間が必要です。

●病気のなりやすさ

このような脳の伝達物質の失調はどうして生じるのでしょうか?

１９７０年代の後半に、脆弱性モデルの考え方が提唱されました。統合失調症になりやすい（脆弱性が高い）人が、内外のストレスにさらされたときに症状が一時的に強く出てくる（病気のエピソード）というものです。

これは一般的な病気についても言えることで、たとえば糖尿病や高血圧になりやすい人が、これらの病気にとってよくない生活習慣を続けた場合に発病したり、悪化するのと同じことです。その意味で、統合失調症も一般の病気と何ら変わりはありません。

この「なりやすさ」については、その人のもって生まれた素質や、発達の過程で脳に生じた損傷の影響などが調査されていますが、まだ十分には解明されていません。素質という点では、遺伝との関連が問題にされるところです。確かに、これまでに行われた研究では、一卵性双生児の一方が統合失調症を発症した場合、他方が発症する確率はかなり高くなるという結果が出ています。

しかし、もし統合失調症が遺伝のみによって起こる病気ならば、同じ遺伝子をもつ一卵性双生児の一方が発症すれば、他方も100％発症すると考えられますが、現実にはそうなってはいません。つまり、統合失調症の発症は、単に遺伝だけの問題ではなく、それに何らかの心理的・社会的・身体的な要因が加わった結果と考えられています。発症に影響を与える遺伝子については現在、研究が進められていますが、まだ結論は出ていません。

さて、統合失調症の発症に遺伝が何らかの影響を及ぼしているということになると、たとえば、きょうだいの結婚などのときに支障が出るおそれが心配されます。実際に、ある人が統合失調症を発症したとき、そのきょうだいも発症する確率は10％程度と考えられています。確かに一般の人の確率よりは高いのですが、同胞10人のうち、９人は発症しないという計算になります。こうした統計的数字を知って冷静に対処することが必要です。

統合失調症と遺伝

これまでの研究結果によると、患者さんの約89％は両親が統合失調症ではなく、甥《おい》や姪《めい》まで調べてみても、約63％までは遺伝負因はないと報告されています。また、遺伝子がまったく同じ一卵性双生児の場合には、一方が発病してもう片方も発病する確率は、約48％といわれています（Gottesman、1992年）。これらの結果は、統合失調症の発症には、遺伝的な要素はある程度関与しているが、それが原因のすべてではないことを示しています。

糖尿病や高血圧などの生活習慣病は、遺伝や体質、生活習慣などの影響を受けることが一般に知られています。いわば氏（遺伝）か育ち（環境）かではなく、氏も育ちも程度の差こそあれ関係しているといえます。統合失調症の場合も、同じように考えることができます。

●発病のきっかけ

統合失調症は、10代や20代に発病することの多い病気です。この時期は、人生の折々の事件に遭遇する機会も少なくなく、それだけにストレスから危機に陥りやすくなります。

何をストレスと感じるかは個人差がありますが、その人にとって重荷で、気疲れがたまる出来事と考えられます。ストレスは、性格や体質、生まれ育った環境や経験、人生観や価値観などにより受けとり方の度合いも対処法も異なります。

発病の数か月前に起こった事件を調べてみると、男性では教育や職業に関連したことが多く、女性では恋愛、結婚、出産に関することが多いといわれます。男性は社会に向かっての〝巣立ち〟に関する出来事、女性は家庭をもつなどの〝巣作り〟に関係する出来事といえます。

患者さん本人は、「職場の上司から注意されたから」「テストで悪い成績をとったから」などと、発病前の体験や対人関係に原因を求めようとする傾向があるようです。しかし、私が経験したかぎりでは、「暴力を受けた」など特別に恐ろしい体験をしたショックで発病したという例はむしろ少ない印象を受けます。きっかけとなった出来事について患者さんにたずねても「わからない」と答えることが多く、はっきりしないことが多いのです。

また、なかには「学校でいじめられたから」「仕事が忙し過ぎたから」「結婚後、苦労をしたから」というふうに、外部の人の影響がなければ発病もしなかったという意味のことを言われる家族もいます。でも、いじめにあった人すべてが発病するわけではない以上、いじめだけが原因とは断定できません。

家族のなかに統合失調症の患者さんが出ると、家族は大混乱し、犯人探しをしがちです。たとえば、交通事故で入院したことで勉強が遅れ、その後に発病した場合などは、家族にしてみれば、くやしい思いを振り切れないかもしれません。しかし、それが決定的な原因かどうかはたいていの場合、よくわからないのです。そして、「きっと、これだ」という原因をみつけたとしても、そのことが起こった過去にさかのぼってそれを取り除くことはもはや不可能です。それに、ひとたび発病してしまった場合には、〝発病の原因〟とおぼしき人を特定し、その人に〝お詫び〟をさせたとしても病気が治るわけではありません。

●発病と家族との関係

身体の病気の場合、家族とは関係なく発病すると考えるのが普通です。しかし、精神疾患の場合は、ともすると「親の育て方が原因」などという意見を見聞きすることがあります。

最近、子どもの心的外傷の原因として、家族による虐待が注目されています。このようなケースは別として、一般に、家族が誰かを意図的に病気にできるものではありません。

養子の研究では、健康な親から生まれて養子に出され、養子先の親が統合失調症になった場合、その養子が発病する確率は、病気の親から生まれて健康な親の家庭で養子として育った場合よりも低いことがわかっています。このような結果も、どちらかというと家庭環境より、病気になりやすさのほうが発病に強い影響を与える可能性を示唆しています。

かつて、統合失調症の患者さんの家庭に、何か特別な事情があるのではないかという仮説に基づいて、患者さんの家族に対する研究が行われました。そうした仮説のひとつに「統合失調症をつくり出す母親」、すなわち母親の態度が発病の原因とする考え方がありました。しかし、その母親像は、子育てを放棄し、社会で成功することばかりを考えている男勝りの母親であったり、子どもを溺愛して飲み込んでしまう教育ママであったりとさまざまで、結局、数十年も前に学説として否定されるにいたりました。

人は何か困ったことが起こると、自分や身近な人を責めがちになるものです。病気についてもそれは同じです。専門家が否定しても、「子どもが病気になったのは自分たちの育て方が間違っていたから」「家庭環境に問題があったのでは」と、原因を家族の過去の出来事にさかのぼって探す人が少なくありません。おそらく、親としての責任感がそうさせるのでしょう。

しかし、家族がいつまでも自分を責めて後悔したり、夫婦や親子で責任を押しつけ合ったりしていると、本来問題がなかった家族関係に混乱をもたらし、何より患者さんの回復にも悪影響が出る可能性があります。「あのとき、こうすればよかった」「病気は○○のせい」と考えるよりも、「これからどうしたらよいのか」についてエネルギーを集中していただきたいものです。

●患者さんの発病前の状況

統合失調症の患者さんの多くは、10代や20代に発病しています。患者さんたちをみていると、その背景に「大人として一人前になる」という課題があるように思われます。

「一人前の大人」とは何でしょうか。大人は、自分で考えて行動し、経済的にも家庭的にも自立することが求められます。人は、学校卒業、就職、結婚、出産などを経て大人になっていきます。こうした大人にとって大切な要素を統合失調症との関連でみてみると、ひとつは「自分らしさを自覚すること」、もうひとつは「周囲の人々や状況と調和して生きること」と考えられます。これらは互いに表と裏のような関係で、一般に「自分らしさ」に自信があれば、まわりとの付き合いにもゆとりができるものです。統合失調症の患者さんは、「自分らしさ」が何であるかを悩み、また人との付き合いに悩んでいることが少なくないようにみえます。

患者さんと接していると、こうした点を克服しようと焦っているようにみえることがあります。「人よりもいい学校に入りたい」「絶対ミスをしないようにして会社に認められたい（悪く言われたくない）」「誰にも世話にならないで暮らしたい」などと、ある目的に向かって必死の努力をしてきた人が少なくありません。その過程で、家族や周囲の人々との距離が次第に遠のき、孤立した状況になっていきます。

発病は、こうした状況で、本人の必死の努力にもかかわらず万策尽きたときに起こるとみることができます。統合失調症という病気は、密かにつくられた落とし穴のようなもので、一人前の大人になろうとして誰もが通り過ぎていかなければならないところを脇目もふらずに歩いていくうち、ちょっと脇にそれ、穴にぽっかり落ちてしまったようなものと思われます。

患者さんは、病気の治療よりも、一人前になることを優先し、無理しているようにみえることがあります。一人前の大人になろうとするこうした患者さんの焦りの気持ちの強さが、時としてこの病気の再発や治りにくさに関係するように思われます。患者さんへの接し方を考えるときに、こうした患者さんの焦りの気持ちにどう対応するかが大きなポイントになってきます。

●患者さんのもともとの性格傾向

発病には、一定の性格傾向があることがわかっています。たとえば、おとなしい、素直、内気、控え目、神経過敏なところと行き届かないところが混在している、人と触れ合わないことに興味を示す（自然に親しむ、読書など）、などです。自己主張が強くない、他人の評価を気にして傷つきやすいことも挙げられます。こうした性格は、本来、劣っているとか、好ましくないものではありません。むしろ、ほかの人からは「いい性格」とみられることもあります。

また、統合失調症の発病前は、知的能力や身体能力には一般に問題がないことが知られています。ただ、マイペースで回答できる学力テストなどではいい成績をとっても、人と論争して自己主張することは苦手だったり、スポーツでも団体競技よりは個人競技で好成績を残すなど、対人関係がからまないときに能力を発揮する人がいるように思われます。

前項で触れたことと合わせて考えてみると、元来、人付き合いの苦手な人が、青年期に入って一人前の大人として世間で生きていくためには、人一倍の困難があることが察せられます。そういった意味で、患者さんが年少のころどんな性格だったかを周囲の人が思い出すことは、その患者さんの本来の生き方のペースを考えるうえで参考になると思います。

しかし、対人関係のとり方に特別な特徴がなく、ごく普通とみられる患者さんもたくさんいます。患者さんの性格と病気が関係があると考え、それが自分たちの育て方の結果であると、ひどく反省される親御さんがいます。患者さんの性格は、両親からの遺伝子の影響、出産時の脳の損傷、成長過程での脳神経症状を示す疾患の発症などの生物学的な因子や、生まれた家庭の環境、家庭のしつけや教育方針、父母との死別・離別体験の有無、学校、付き合った友人など、さまざまな環境などによって形成されます。ひとりの人間の性格は、こうした因子が複雑にからみ合ってつくりあげられるもので、いくら親でも、子どもを自分の思うような性格に育てることはできません。このことは、性格が対照的なきょうだいがいることからもよくわかります。こうした点からも、親御さんはあまり自分たちを責めないようにしていただきたいと思います。

統合失調症の症状

一般に、病気には症状があります。風邪の場合は喉の痛み、熱、せきなどがそれに当たります。

統合失調症をはじめとする精神疾患の場合は、患者さんの訴えの内容は細かくみればひとりひとり違いますが、その形式により「幻覚」「妄想」などと分類されます。

しかし、専門家でなければ目の前の患者さんの症状がいったい何であるのか、よくつかめない場合がむしろ普通です。それには、いろいろな要因が考えられます。たとえば、本人が黙っているのでわからないということがあります。また、本人の言動がおかしいのにそれをどのように言葉で表現したらよいかわからない場合は、「いつもの息子とは様子が違う」などとしか表現できないでしょう。

また、症状として不眠などを把握できても、それは統合失調症の本質的な症状ではありません。不眠は治療の成否にも影響する重要な症状ではありますが、ほかの多くの精神疾患でもあらわれるからです。統合失調症と診断されたときには、その根拠になった特徴的な症状がほかにあるはずです。その特徴的な症状とは患者さんのどんな言動を指し、それが専門的に何と呼ばれているかを知っておくことは、病気の情報を主治医に的確に伝えるために必要なことです。

さて、日本でもよく使われる世界保健機構とアメリカの精神医学会の診断基準に従うと、統合失調症の症状は、41〜42ページに示したようなものです。

症状は、病気の時期が「急性期」か「それ以外の時期」かによってかなり異なります。

急性期では、幻覚や妄想を中心とした「陽性症状」が前面にあらわれます。「陽性」とは、その症状が新たに出現したものであることを意味します。

急性期以外の時期では、意欲低下や自閉傾向などの「陰性症状」が目立ちます。「陰性」とは、本来あった精神機能が〝ない〟もしくは〝低下した〟という意味です。

現在、統合失調症の症状は、陽性症状と陰性症状の組み合わせにより成り立っているという考えが広く支持されています。

大切なことは、陽性症状が軽いからといって安心はできないということです。陰性症状が強く、なかなかなか社会復帰ができない人もいるからです。逆に、激しい陽性症状のあった人が、陰性症状が軽度で、比較的早く社会復帰を果たすこともあります。

●急性期の症状

急性期とは、発病ないし再発後1か月～数か月の間を指し、陽性症状が優勢な時期です。この時期には、通常、幻覚や妄想の症状が活発にあらわれます。

●幻覚……現実にないものが実際にあるように感じることです。声が聞こえる（幻聴）、毒のような匂いや味がする（幻嗅、幻味）、奇妙なものが見える（幻視）、普通なら感じないようなからだの症状を感じる（体感幻覚）など、人間の五感に対応する幻覚がみられます。

なかでも多くみられるのが、実際にはない声が聞こえてくる幻聴（あるいは幻声）です。たとえば、「あれをしろ」「これをしろ」などと命令する声や、「役立たず」「死ね」「お前の病気はみんな知っているんだぞ」などと、自分に対する悪口や噂が聞こえてきます。声の主を特定できるという人もいますが、〝どこかの男の人〟という程度の場合もあります。

幻聴がどんなものであるか体験した人でないとわからないのですが、どうもそれは、通常、私たちが耳で聞く声とは異なるようです。たとえば、声ではなく、テレパシーや電波などを感じるという人がいます。また、「頭に直接聞こえる」「おなかの受信機で聞いている」「考えが頭に入ってくる」などという人もいたり、さらには、自分の考えが声になって聞こえてくる（考想化声）という人もいます。

幻聴が活発な時期には、目の前の医師と面接中、急に何かを聞く仕草をし、聞こえてきた声に反論して独語を始める人もいます。なかには、入院中、声が聞こえることを病院のスタッフに隠し通した、とあとで話す患者さんもいました。このように、幻聴と普通の声を区別することができ、変なことが起きているという感覚をもっている患者さんもいるようですが、幻聴が活発になるとその内容に逆らえず、本人の言動にさまざまな影響があらわれてきます。

●妄想……どう考えても間違っていることを絶対に正しいと確信し、その考えが間違っていると説得しても、本人は納得できません。

たとえば、「誰かが自分をねらっている」「スパイが自分を監視している」「みんなが自分の悪口を言っている、嫌がらせをする」「テレビや新聞が自分のことを報道している」などと思い込んだりします。また、「自分は神の生まれかわりである」などと、ある思いつきに特別の意味づけをして信じ込むこともあります。このような患者さんのなかには、自身が〝神〟として周囲に命令口調で接する人もいますが、これはむしろ少数です。多くの人は、「まわりから自分だけが特別に注目されていることが苦しかったが、あるとき急に自分が神の子と気づいて納得した。でも本当はこんな状況にはいたくない」と自身のつらさを訴えるのです。

こういったケースでは、〝自分は神の子〟という妄想が、〝周囲からの注目〟（注察妄想）のつらさを緩和しているようにみられなくもありません。こういう人に「あなたは神の子ではない」と言って否定しても、本人は同意しないだろうと予想されます。

いずれにしても、妄想は、原則として訂正できないものです。そのいい例が、「テレビの向こうからアナウンサーが私をみて意味ありげにほほえんだ」という体験です。ブラウン管の向こうにいる実際には面識のない人が、テレビをみているある特定の人だけにほほえむということが常識的にあり得ないことは、小学生でもわかります。しかし、患者さんのなかには、「自分だけにほほえんだ」と言って譲らない人がいます。

どのような内容であれ、患者さんが妄想を抱いているときは、みな同じような心的状態にあります。証拠を挙げて説得しようとするのは効果がないどころか、いくら善意でも強く否定すると、お互いの関係を悪化させてしまうことになりかねません。
●させられ体験……自分の行動を自分の意思で行っているのではなく、「誰かに操られている」などと感じるようになります。
●思考障害……考えがまとまらなくなり、辻褄が合わないことを言ったり、聞いているほうは何を話しているのか理解できなくなります（支離滅裂）。また、他人の考えが自分のこころに吹き込まれる（思考吹入）、自分の考えが抜きとられる（思考奪取）、自分の考えがまわりに洩れている（考想伝播）と考えることもあります。
陽性症状があらわれると、患者さんは、周囲の目や音に敏感になって強い不安や恐怖に襲われます。身を守るために外出もできなくなり、部屋に閉じこもるようになります。

また、このようなときに人とかかわると、自分の考えが見透かされているように感じ、疑心暗鬼にかられ、敵意を抱いたり、怒りを向けたりします。時に興奮状態に陥ることもあります。

この時期の患者さんは、自分ひとりの世界に閉じこもり、誰のことも聞くまいと頑張っているようにさえみえます。食事を摂らないので勧めると「いらない」と言ったり、実際には会社に行かないのに「明日は必ず行く」と答えたりして、対人関係がぎくしゃくし、互いに通じ合わなくなることも少なくありません。

急性期の患者さんの多くは、自分が病気であるという認識（病識）がありません。そのため、病院の受診を拒否することも往々にして起こります。しかし、「何かいつもと違う気がして不安」「何かただごとではないことが起きそうな予感」といった「病感」は一般に存在しています。

統合失調症には3つの型があると考えられていた

かつて、統合失調症は、「破瓜《はか》型」「緊張型」「妄想型」の3つの型に分類して考えられていました。

破瓜型は、10〜20代の若いときに発病し、幻覚・妄想症状のほか、次第に陰性症状が強くなり、慢性の経過をたどりやすいという特徴があります。これに対して、緊張型は、比較的急速に興奮状態や昏迷状態を呈し、治療を受けることで早期に回復しやすいといわれます。また、妄想型は、やや発病年齢が高く、陽性症状が中心となります。

現在の医療の現場でも、これらの分類が用いられますが、必ずしも3つの型のどれかに明確に区別されるものではありません。また、これらの3つの型が同じ病気の異なったあらわれ方なのか、別々の病気を指しているものなのかについては研究の余地が残っています。

●消耗期から回復期の症状

消耗期は、休息期とも呼ばれます。消耗期と回復期の厳密な区別は困難で、ゆるやかに変化していくことが通常です。退院直後など陽性症状の激しい症状のあとは消耗し、エネルギーの量が落ちているため、脳やからだの活動が不活発な時期がしばらく続きます。いわば〝病み上がり〟の状態です。

この時期の患者さんは、長期にわたる入院の影響、生活に対する疲労や空しさ、過去のつらい出来事の記憶により生ずる無力感などが重なり、心身ともに多くのエネルギーを消耗しています。この時期には、長時間眠る人が多くみられますが、これは睡眠と休息により疲れ切ったこころとからだを休め、次に動き出すための態勢を立て直し、エネルギーの補給をしているのです。

また、ふるまいが子どもがえりをして甘えたがったり、甘いものを欲しがったりする患者さんもいますが、一般にエネルギーを回復するまでの一過性の現象と考えられます。

急性期の幻覚や妄想といった症状がおさまったあと、消耗期を乗り切って、かなり病前に近い状態に戻った患者さんも、何度か再発を繰り返すうちに、発病以前に備わっていた〝その人らしさ〟が損なわれ、社会的な能力が低下してきます。

消耗期から回復期には、「陰性症状」が前面に出てくることが多くなります。具体的には、以下のような症状が挙げられます。

●感情の平板化……感情が乏しくなり、口数が減ってきます。

●意欲の減退……なにごとに対しても意欲や気力が低下し、まわりのことに興味や関心を示さなくなります。学校や職場に行けなくなったり、清潔を保てなくなったりします。

●自発性・自主性の低下……人に言われたことはできることがありますが、自分で考えて行うことが難しくなります。
●集中力・持続力の低下……根気や集中力がなくなり、一度に多くのものごとに対処するのが困難になります。
●社会適応の障害……まわりの人たちとの交流や共感が得られにくくなり、対人関係にも差し障りが生じてきがちです。適切な支援がないと1日中、部屋に閉じこもり、特に何かをすることなく月日を過ごす人も出てきます。

●生活のしづらさ（障害）が残る

陰性症状が長く続くと、日常生活や社会生活を送るうえでの障害（生活障害）が残る場合があります（表5）。その具体的な例を挙げてみます。
●日常生活での障害……食生活の仕方、金銭の扱い、交通機関の利用の仕方など。たとえば、同じものばかり食べる、お金を人から借りて無計画に使う、電車やバスの切符の買い方や利用ができないなど。
●対人関係……人付き合いがへた。たとえば、人と話すのを苦痛に感じる、自分の意見に固執するなど。
●作業能力……集中力や持続力の低下、積極性に欠ける、融通性に乏しいなど。たとえば、仕事に就いたが長続きしない、仕事の飲み込みが悪く要領が悪い、新しい仕事ができないなど。
作業能力の低下について、かつて私たちは「内田クレペリン精神作業検査（短縮版）」という調査を行いました。

これは、1桁の数字が長く書かれた行が前半20行、後半10行並んだ用紙を用い、同じ行の隣り合う数字を加算し、答えの1の位の数字だけを隣り合う数字の間のスペースに記入していく作業を30秒行い、ただちに次の行に移り作業を続けるという検査法です。

20行の作業を行ったあと、3分間休憩し、また10行の作業を行います。おもに統合失調症と診断された26人の患者さんに、この検査を入院時、退院時、ほぼ症状が軽快して外来通院しているとき――の3つの時期に行ってもらい、各行の作業量の平均値を一般成人と比較しました(図3)。

その結果をみると、作業量の平均値は、一般成人に対して、入院時は約54%、退院時は約58%、ほぼ症状がなくなった外来通院時でも約75%にとどまっていました。もちろん個人差はありますが、外来に通院しているときでも、意外に作業量は回復しない場合があることがわかります。さらに作業曲線を分析してみると、患者さんの作業量は第1行目は多いものの、第2行目以降は急に落ち込み、途中の動揺が大きく、休憩のあとの増加が乏しい、などの特徴がみられました。

これらの結果を総合すると、患者さんは、作業量が全体的に少なくなるだけでなく、作業するに際して、「初めに頑張り過ぎ」「集中力が持続しにくい」「休憩の効果があまり出ない」などの問題があることがわかります。

●「現実に直面する力」が低下する

ある患者さんは、通院して服薬も続けていますが、そのほかはほとんど家にいて、家族以外に話し相手がいない状態でした。心配した家族が、地域の作業所へ行くように勧めると、「作業所へ行くほど具合は悪くない。それに作業所の人たちとは話が合わない」と言います。新聞の求人欄はみていますが、応募するわけでもなく、学校時代の友人と会うことも何かと理由をつけて先延ばししています。おそら

表5　生活障害の特徴

生活の仕方の障害	•食事の仕方　•金銭の扱い •身だしなみ　•社会資源の利用の仕方 •服薬の管理
人付き合いの障害	•人付き合いが苦手　•社会常識が不十分 •他人への気配りを欠きやすい　•他人との協調困難 •自分の判断や評価が的はずれ
働くことの障害	•作業能率の低下　•集中力・持続力の低下 •融通性に乏しい　•疲れやすい •習得が遅い　•手順が悪い
まとめる力の障害	•臨機応変にいかない　•気配りができにくい •全体をつかみにくい　•細かいことにこだわりがち •考えがかたくなになりがち

（川室優：家族のための分裂病ハンドブック2，全国精神障害者家族会連合会，1992年）より改変

図3　内田クレペリン検査（短縮版）の作業曲線

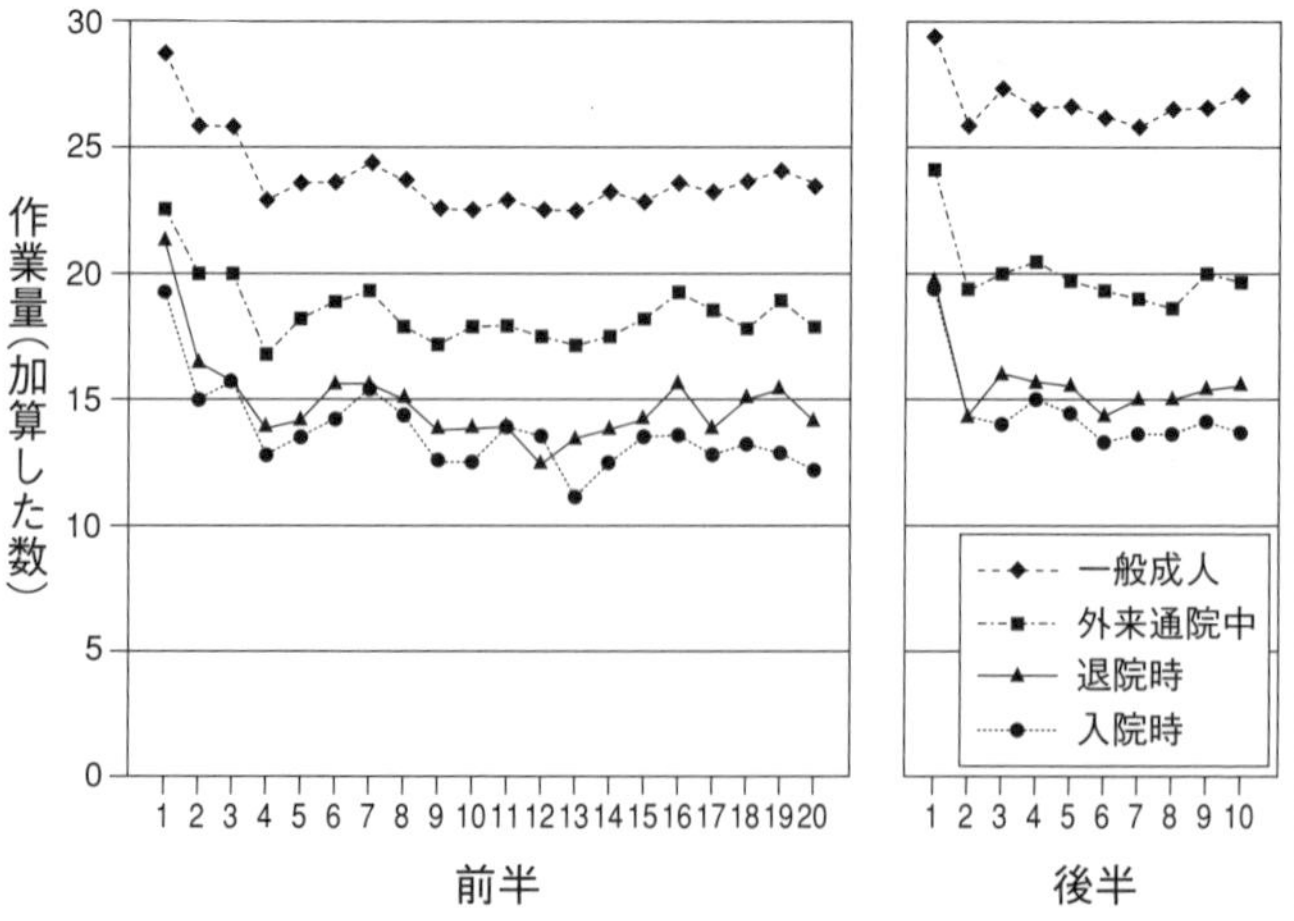

（月刊ぜんかれん，2000年3月号）より

くこの患者さんは「これではいけない」という気持ちはあるものの、もう一歩が踏み出せない状態が続いているのでしょう。その一因は、「現実に直面する力」が不十分だからではないかと考えられます。

消耗期以降の経過中に「閉じこもりがちで話し相手もあまりいない」状態になることは、決してまれではありません。薬を服用しても、この状態がなかなか改善されない場合があります。

「○○しさえすれば○○ができるのに」と、現在、手が届かないこと（もの）に原因を求めている患者さんが少なくありません。たとえば、「大学を卒業していれば就職ができるのに」「副作用の手のふるえがなければ友だちと会えるのに」など、いろいろ考えられます。

「現実に直面できる力」とは、今、就職や友人と会うことが困難であることを認められること、そして、今ここにいる自分を素直に認め、自分ができることから出発できるということを意味します。これは「言うは易く行うは難しい」ことで、この力を回復するには、リハビリテーションの力を借りることになります。

統合失調症の再発

統合失調症は、「徐々に病気におかされる」というよりも、「ようやく調子がよくなってきたと思ったら、また幻覚や妄想がぶり返してしまった」ということを繰り返すほうがずっと多い病気です。

1回も再発せずに過ごせるか、何回も再発を繰り返すかで、病気の経過に大きな差が出てきます。再発を繰り返しているうちに、人との交流や社会活動が減少し、病気の回復を遅らせる結果になります。

再発は、幻覚や妄想が消えにくくなる場合があることに加えて、患者さんや家族が自信や希望をなくしてしまうことにもつながります。ですから、再発の防止は非常に大きな課題であることを肝に銘じておく必要があります。

誰にも、再発は起こり得ます。しかし、その要因を知り、適切に対処することによりその頻度を減らしたり、程度を軽くしたりすることができます。

ここでは、再発の要因について、私が経験したなかで重要と思われるものを4つ挙げておきます。人によっては、何度も同じ要因で再発する場合もありますので、ひとりひとりの特徴を知り、対処法をこうじることが必要となります。

●服薬の中断

再発の原因のなかで最も多いのが、患者さんが薬を飲むのをやめてしまうことです。そのおもな理由をいくつか挙げてみます。

●自分が病気であり、服薬が必要であるという自覚がない。
●副作用を必要以上に気にする。
●飲まなければならないと思いながらも、つい忘れてしまう。
●飲み方がわからない。
●幻覚や妄想に襲われ、「薬を飲むな」と言われている。

患者さんにとって薬を飲み続けることは大変な作業です。長期にわたって服薬を続けることがいかに困難かを理解しつつ、服薬の中断を未然に防ぐ必要があります。具体的な方法については第5章で説明します。

●生活上での急激な変化や特別な出来事

環境の急激な変化や、人生の大きな出来事にからんで発病した人は、次でも似たような状況の前後に再発する可能性があります。進学、就職、恋愛、結婚、出産などの人生の節目や、「急に仕事の量が増えた」「突然、引っ越すことが決まった」といったハプニングは、こころを揺さぶり、大きなストレスとなります。

統合失調症の患者さんは「変化」に弱いという特徴があります。たとえそれが小さなことであれ、新しいことに出合うとせっぱ詰まったり、緊張しやすくなります。特に、本人が意気込みすぎていたり、まわりから頑張るように過度に期待されているときは要注意です。

●信頼を寄せていた人との破綻

患者さんにとって、家族のほかに信頼を寄せる人がいることはとても大切です。自分のことをわかってくれ、本当に信頼できる人とかかわることは重要なことです。

信頼できる人と出会い、たとえたった数分でも「元気かい?」「大丈夫です」「変わりなさそうだね」といった会話を交わすことで、患者さんは精神的な安定が得られるのです。

こうした強い絆《きずな》が、もし何らかの原因で破綻してしまったとしたら、患者さんにとって大変なショックになるおそれがあります。たとえば、原因は何であれ、主治医への信頼感がなくなったことをきっかけに通院をやめたり、薬を飲まなくなったり、別の医師にかかることも拒否してしまったりして、再発につながることがあります。

●家族の接し方の影響（感情表出の研究）

家族は、患者さんのそばにいて相談に乗ったり、本人ができないことを世話したりすることができる存在です。しかし、身近にいるだけに、接し方に問題があるとかえって再発を引き起こしやすくさせてしまうことにもなります。〝間違った〟接し方をすると再発しやすくなると聞くと、家族は不安が強まるかもしれませんが、接し方のポイントは、「批判的にならないこと」「巻き込まれ過ぎないようにすること」の2点だけです。これは、「感情表出の研究」と呼ばれる研究の結果、明らかになったことです。

イギリスのブラウンらは、統合失調症の患者さんを調査した結果、親や配偶者のもとに退院した人よりも、家族と離れて暮らすようになった人のほうが再発率が低いという事実に気づきました。その理由を明らかにするために、イギリスのヴォーンやレフらの研究グループは、患者さんと家族の面接のなかで、家族の患者さんに対する感情表出（Expressed Emotion；EE）を一定の基準を用いて測定し、再発との関係を調べました（表6）。

ある種の感情表出とは、「批判的なコメント」「情緒的に巻き込まれ過ぎ」という言動を指し、これが基準より高い場合を「EEのレベルが高い（高EE）」と評価しています。一方、「EEのレベルが低い（低EE）」というのは、そうした言動がまったくなかったということではなく、基準より低かったという意味です。

●「批判的なコメント」「情緒的に巻き込まれ過ぎ」とは

批判的なコメントとは、家族が患者さんの行動や特性を嫌い、認めようとせず、憎しみさえもっている、と明らかに陳述をした場合を指します。たとえば、「あの子がいつまでも寝ているとイライラして

表6　EE研究における統合失調症の再発率

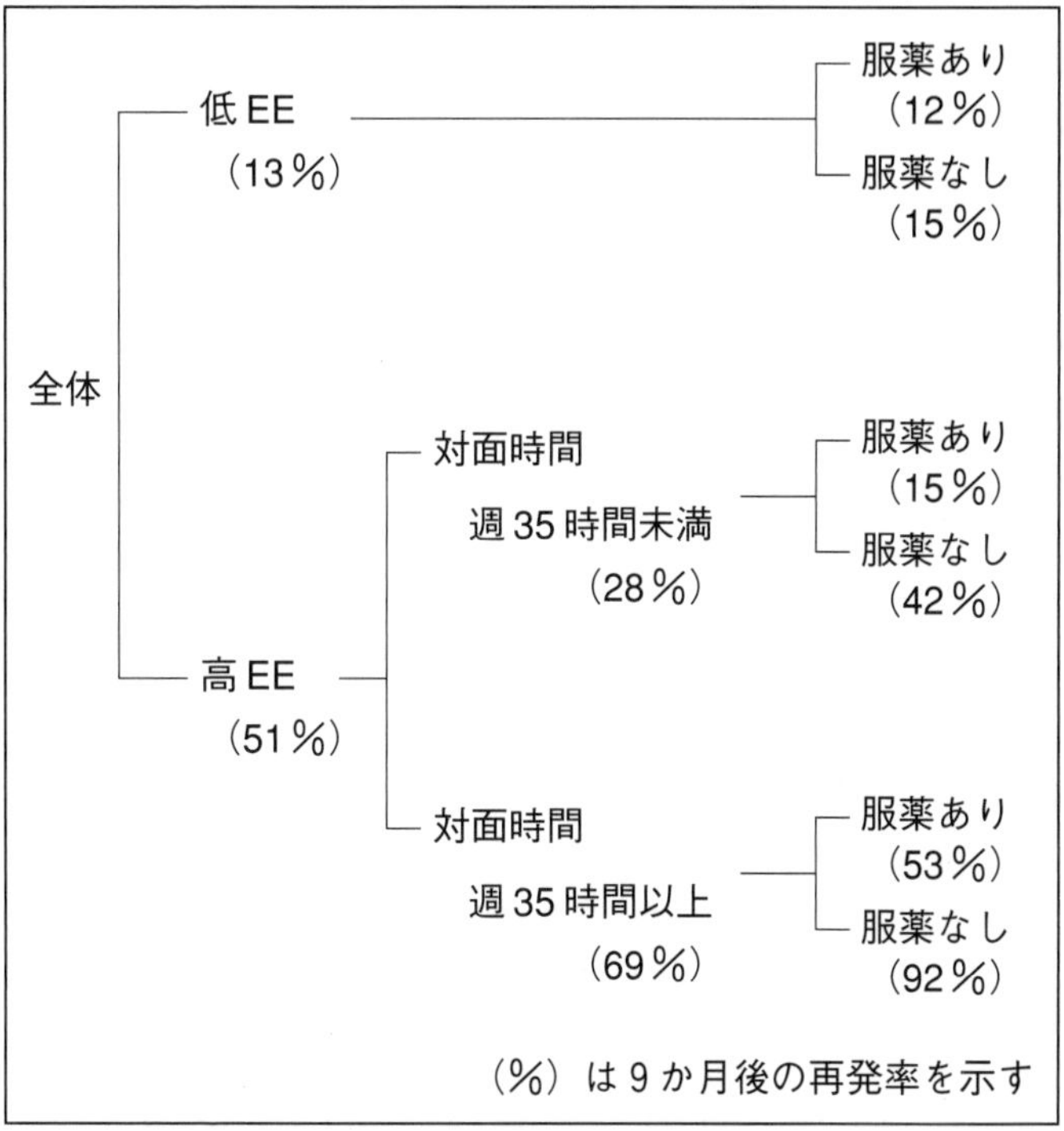

（J．レフ，C．ヴォーン著，三野善央，牛島定信訳：分裂病と家族の感情表出，金剛出版，1991年）より改変

がまんができない」「甘えてなまけているとしか思えない」「こんな状況では、あの子のことを好きになれるはずがない」「何もしないで食べて寝るだけなので、せめて食べる量くらい減らせと言ってやった」など。

情緒的に巻き込まれ過ぎとは、大げさで情緒的な反応を指します。たとえば、発病後しばらくたっても「病名を聞いたとき目の前が真っ暗になって、私自身、何も食べられなくなりました。夜も眠れず、毎日、泣いて暮らしています」などと涙ながらに話すような場合です。

また、自己犠牲や、過保護の行動の度合いが強すぎる場合も「情緒的に巻き込まれ過ぎ」とされます。たとえば、患者さんの小遣いの要求に際限なく応じたり、患者さんの代わりにたばこを買いに行くなどの使い走りをしたり、大の大人である患者さんのからだを洗ってあげたりするのも過保護な行動と考えられます。

●家族の接し方は再発に大きな影響を与える

ヴォーンやレフらの研究結果をみると、退院してから9か月後までの再発率については、高ＥＥの家族のもとに帰った患者さん（51％）と、低ＥＥの家族のもとに帰った患者さん（13％）を比較すると、4倍近くの差があるのがわかります。

また、高ＥＥの家族が患者さんと接触する時間（対面時間）について、1週間に35時間以上と35時間未満のグループに分け、再発率を比較しています。対面時間とは、睡眠時間などは除き、実際に顔を合わせている時間です。その結果、再発率は、35時間以上の家族では69％、35時間未満の家族では28％と大きな差がみられました。

興味深いのは、たとえば息子（患者）と母親の場合、息子が働きに行くなどして家にいなくても、逆に息子が家にいて母親が外出していても、同様に再発率が下がっていたことです。普通だと、母親が一緒にいて息子の面倒をみないと再発してしまうように感じますが、実際には、お互いが離れていたほうが再発防止に効果があることがこの結果からうかがわれます。

さらに、彼らは、服薬を続けることでどの程度、再発が防げるかについても調査をしています。

高ＥＥで対面時間が35時間未満の家族では、患者さんが服薬していた場合の再発率は15％、服薬していなかった場合の再発率は42％でした。対面時間が35時間以上の家族では、患者さんが服薬していた場合の再発率は53％、服薬していなかった場合の再発率は92％に達していました。いずれの場合も、服薬を続けることで再発率が２分の１から３分の１に減少していたことがわかります。

その後、イギリスやアメリカなどでも同様の調査が行われましたが、おおむね同じような結果が報告されています。

注意していただきたいのは、「批判的なコメント」「情緒的に巻き込まれ過ぎ」とは、学問的な調査の指標であるということです。実際の生活で患者さんに対して少しでも批判的になってはいけないとか、本人のために何かしてあげたら再発の原因になるというわけではありません。そのような態度が一貫している（度を越している）ときに、ＥＥが高いと評価されるということです。

発病後、病院へ来た母親に、病気になるまでの経過をたずねると、涙ぐみながら話すのがむしろ普通です。子どもが病気になって平静でいられるとしたら、かえって冷たいのではないかとすら思えます。しかし、いつまでたっても母親自身が立ち直れずに泣き暮らしているとしたら、やはり「情緒的に巻き込まれ過ぎ」といえるのです。

再発の前ぶれのサイン

再発の前には、一般に、それを示唆するサインがあらわれます。

★不眠、昼夜の逆転
★今までの行動パターンの変化（急な退職、人への不信感の表明など）
★不安やイライラの悪化
★服薬を急にやめたいと言い出す
★過去の病状が悪化したときのこだわりを口にし出す（過去の後悔、結婚願望など）
★もとからあり、出没していた幻聴や妄想に対する反応の変化

要するに、「いつもとは違う感じ」が数日続くときは、再発の前ぶれを疑ってみる必要があります。なかには、再発のたびに同じようなサインを出す人もいます。

第5章　統合失調症の治療

治療についての基本的な考え方

今日では、統合失調症は、慢性化しやすく、再発しやすい病気と考えられるようになってきています。しかし、適切な治療と療養を行えば、十分に有効な治療効果を上げることができる病気です。一度も再発せずに過ごすことも可能であり、また生活に支障をもたらす障害の発生を最小限度におさえることもできます。病気を甘くみてはいけませんが、決して悲観すべきものではありません。

十分な治療効果を上げるためには、この病気がどんなものかをよく知り、工夫や努力をすることが必要になります。それは、発病間もなくても、すでに何回か再発してやや慢性化の徴候が出ていても、あるいは入院が少し長引いていても、今からでは遅いということは決してありません。病気との闘いに真正面から向かっていく勇気をもっていただきたいと思います。

●さまざまな治療法を組み合わせて治療を進める

統合失調症は脳の機能に障害が出る病気ですから、まず医学的・生物学的な観点から、必要かつ十分な治療が行われます。

最近では、非定型抗精神病薬など新しい薬も増え、科学的根拠に基づいた治療が行われるようになってきました。しかし、こうした薬を中心とした治療だけでは、病気により生じた障害（生活のしづらさ）まで自然に解消するにはいたりません。したがって、薬による治療に加え、生活のしづらさに焦点を当てたリハビリテーションが重要になります。

リハビリテーションでは、その患者さんの状態により、社会で生活するうえで必要な日常生活の技術、対人関係、就職に必要な能力の開発など、さまざまな課題を克服するためのメニューを用意する必要があります。そして、もうひとつ忘れてならないのは、患者さん自身が病気と闘う意欲の問題です。受け身で治療を受けるのではなく、病気や障害をもちながらでも、自分らしく胸を張って生きていけるように、できることは自ら行い、できないことには支援を求める力を獲得することが目標となります。

つまり、統合失調症の治療では、「生物医学的治療」、「リハビリテーションによる社会適応の促進」、「心理的ケアによるこころの回復」といった生物・心理・社会的側面を総合して行うことで症状を軽くし、障害を軽くし、そしてこころの傷を軽くすることなどの効果があいまって初めてその目的が達せられることになるのです。

●多くのスタッフの協力を得ながら行う

このように、統合失調症の治療は総合的に行う必要があるため、よりよい治療効果を得るためには、治療にかかわるさまざまな専門家が協力し、連携をとりながら行うことが大切です。

医療機関では、医師のほか看護師、精神保健福祉士（精神科ソーシャルワーカー）、作業療法士、臨床心理士、薬剤師などの専門職が治療にかかわります。最近では、患者さんが健康管理をするうえで栄養士や歯科医師（歯科衛生士）などの助言が求められる機会も増えています。

医療機関のほかにも、いろいろな専門職・立場の人たちがかかわる可能性があります。たとえば、保健所や市町村の保健センターには、保健師や精神保健福祉士がいます。また、就労や地域活動のための社会復帰施設にも精神保健福祉士の資格をもつ専門職がいますし、2002年からは精神障害者に対する家事援助事業も開始され、ホームヘルパーとの連携も模索されています。患者さんのいちばん身近にいる家族も無理のない範囲で支援者として加わることが期待されており、最近では、精神科領域のボランティアも増え、地域には生活面で相談できる民生委員もいます。

もちろん、すべての人々が一度にかかわるということはあり得ず、いつ、誰の支援を受ければいいのか、ということを適切に判断することが必要になります。実は、こうした支援の選択がなかなか難しいので、その相談に乗る人が必要になります。2006年から障害者自立支援法（現・障害者総合支援法）が施行され、市町村ごとに相談に乗る事業者を指定することが義務づけられました。

●患者さんの「自立」が目標

たくさんの人の支援を受けて治療を行うといっても、治療の中心にいるのは当然、患者さん本人です。最終的には、病気や生活の管理が自力で行えることが望まれます。そうでなければ、肉親が亡くなったあとなどの心配はいつまでも消えないことになります。

いくら病気が重くても、自分でできることは自分で行うことが「自立」の第一歩です。

治療は、できることを増やしていく過程でもあります。今の自分が楽しめることを増やしつつ、少し努力すればできる目標をもって、ひとつひとつ課題を乗り越えていくことが理想です。人には病気の有無を問わず、できないことが必ずあります。できないことに対して、自ら周囲に援助を求めることができる人は力のある人です。

「自立」とは、孤立ではありません。一般に、病気の症状が軽くなって社会に適応している人ほど、ストレスに遭遇する機会も増えてきます。そうしたことを乗り越えていくためには、ほかの人々との交流が必要です。特に、同じような悩みを抱えている人の話を聞くと、「苦しいのは自分だけじゃない」という気持ちがわいて、なるほどと思ったり、励まされたりもします。また、先に経験した人の経験談から病気を乗り越えるためのヒントを得ることもできます。

このように、仲間同士が力を合わせて助け合う活動を「セルフヘルプ活動」といいます。専門家に相談するだけでなく、こうした患者さん同士のつながりも大切にしたいものです。日本では、セルフヘルプ活動はまだ十分に活発とはいえませんが、自分に合ったグループをみつけて気軽に参加できるようになることが望まれます。こうした活動は、治療とは別の意味で、患者さんが社会で生き抜いていく力を与えてくれるはずです。

●治療は時間をかけて

統合失調症という病気は、再発しやすく、慢性化しやすいため、根気強い治療が必要です。ただ、そうはいっても、これを実行するのはなかなか大変なことです。

ここで、患者さんの焦りについて述べたいと思います。

第4章で触れたように、患者さんにとって、発病は「一人前の大人になるために必死で努力を重ねた結果、落ち込んだ落とし穴」のようなものです。急性期の陽性症状がおさまったあと、しばらくすると、患者さんはまた自分の目標を追い始めます。患者さんにとって、一人前の大人になるために必要と思われることを達成することこそ、つらさから抜け出す道のように思われるからです。周囲の心配や反対に耳を貸さず、自分の決めた目標に向かって突き進んで無理をした結果、再発が引き起こされることもまれではありません。

ある患者さんは、40歳になっても、まだ大学受験の参考書を手元に置いて勉強していました。この人は、自分が一人前になる課題を乗り越えることで病気もよくなると考えているかのようでした。

しかし、なかには、失敗を重ねるうち、病気のために、自分が望んでいた人生が送れないことに直面する人もいます。それは大きな失意を伴う、人生の一大転機ともいうべき大きな事件です。自分の思うような人生が歩めないなら生きていても仕方がないと、投げやりで絶望的な気持ちとなり、自殺を思い詰める人まで出てきます。

一方で、このことに気づいたあと、病気と共存して生きていこうという新たな気持ちが生まれる人もいます。この時期をうまく乗り越えられると、「大学に行くのはやめて、自分の能力に合った作業所で働こう。経済的には年金で補ってもらおう。自分なりに趣味をみつけて楽しく生きよう」と、より現実的な生き方を求めるようになってきます。そうなると、不思議なことに病気の勢いがおさまり、再発も起きにくくなってくるように思われます。

このように、統合失調症は脳の病気であると聞かされても、患者さん本人は人生の課題の解決にどうしても目がいきがちです。治療の時間を要するという意味は、薬が効いてくるまで時間がかかるということではなく、自分の病気と向かい合い、それを認める生き方ができるようになれるまでの時間が必要というべきかもしれません。

急性期の治療

●静かで刺激の少ない環境を確保する

急性期の治療の基本は、患者さんが安心して過ごせる静かで安全な環境を確保することです。

静かな環境とは、患者さんにとって有害な刺激の少ない環境です。有害な刺激とは何かについては、個人差もありますが、仕事や学校のことなど人生の課題に関することは往々にして本人の焦りにつながります。ですから、普段の仕事や役割から一時遠ざかることを本人に勧めるのが一般的です。

また、他人との接触が刺激となり、幻覚や妄想にとり込まれることもあるため、人込みの中に出かけることやテレビ・ラジオの聴取もいつもより制限します。たとえ楽しいことであっても、いつもと違う刺激は有害になることが多く、症状が落ち着くまでは控えるべきでしょう。

家族は、どうしても本人の一挙手一投足を気にしたり、病的な症状がよくなったかどうかを確かめようとしたりしがちですが、これは有害な刺激のひとつになります。本人と言い合ったり、長々と悩みを話し合うことも避けてください。まして、病的体験を修正しようと強く意見することはとても有害な刺激となります。

こうした一連の刺激は、症状の悪化やお互いの関係の悪化を招くことになります。この時期には、会話の量を少な目にして、伝えたいことは要点だけにとどめるなど、本人への接し方をシンプルにするよう心がけます。周囲の人たちは、「必ず今の状態が回復するから焦らないように」というメッセージを本人に送ることが大切です。また、激しい症状のために睡眠が不足しがちになりますが、十分にとることが大事です。急性期には、昼間眠り、夜起きている、といったふうに睡眠と覚醒のリズムがしばしば乱れます。まず、このリズムを回復することが、治療の次の段階に進むための前提条件となります。部屋には、カーテンをつけて光や音をさえぎるなどの工夫をし、睡眠を確保するための環境を整えます。

●安全面への配慮を怠らない

安全な環境とは、患者さんが病的な体験に影響されて、自らを傷つけたり、他人に危害を加えたりしないように配慮した環境、つまり患者さん本人が安心できる環境です。

通常は、患者さんは家族のもとにいることで最も安心感を得ることができるものです。ただ、病的な体験に支配されているときには、安全とはいえない場合があります。天井裏の〝拡声器〟から脅かす声が聞こえてきて、思わず大声で言い返してしまう人もいますし、そのつらさに耐えかねて突然外に飛び出そうとするような行動をとる人もいます。

ある患者さんは、自殺する気はなかったのに、病的な体験のなかで恐怖に駆られ、混乱して自宅の2階から飛び降りてしまいました。まれですが、誰が自分をねらっているのかを確かめようと外に出て、たまたま出会った人を傷つけるということも生じ得ます。

妄想があるときは、心配する家族を自分に対して陰謀をたくらむ仲間と信じ込み、その態度に不信感を抱き、家族に対して敵対的な行動をとることもあります。たとえば、家族に向かって大声を出したり、家具などに当たったり、暴力に及ぶようなこともあるでしょう。

また、急性期には注意力が散漫となるため、たばこの不始末からの火事などの事故が起こることもあります。こうした懸念が強いときには、患者さんの安全を図るために病院への入院を考えるべきでしょう。

●抗精神病薬などによる精神症状の治療

抗精神病薬などの薬物を使って、幻覚や妄想などの症状をできるだけ早く軽減させることが目標になります。薬は万能ではありませんが、急性期の症状を落ち着かせるのになくてはならないものです。一般に、急性期の症状は薬によく反応し、特に初回の発病時には、きちんと治療を受けていれば、症状が消失したと思えるくらいまで改善することも少なくありません。

用いる薬は、主治医が患者さんの状態を診察して決定します。どんな抗精神病薬を投与するかは、医師により少しずつ考え方が違っています。日本では、これまで「セレネース」や「コントミン」といった抗精神病薬がおもに用いられてきましたが、最近では、非定型抗精神病薬と呼ばれる薬が第一選択となることが多くなってきました（136ページ参照）。

服薬の効果があらわれるまでには一定の時間がかかります。

模式的には、93ページの図2に示したフィルターの破れ目に薬物がくっつくことで破れ目がふさがれ、神経伝達物質のバランスが調整された結果、症状の改善がみられるのですが、この破れ目をふさぐためには、週単位から月単位の時間がかかります。

効果を出すために、一定の血中濃度に達するまで薬を投与することは必要ですが、大量に投与しても、治るまでの期間が短縮されるかどうかは疑問です。まして副作用の可能性も高まるので、必要かつ十分と思われる量を投与し、副作用に注意しながら薬の効果を待つことが必要です。

投与方法については、注射や点滴のほうが、血液内の濃度を短時間で上げられることは確かですが、どうしても薬を服用できない状態のときに行う方法とし、通常は、投与時の苦痛が少ない経口服用を選ぶことが理にかなっています。最近では、陽性症状に対する速効性を期待して「リスペリドン」などの水薬を用いることもあるようです。

このように、精神科医は、急性期の患者さんに対し、できるだけ本人の苦痛を少なくしつつ、薬の効果を最大限に早く引き出すことを考えて治療に当たっています。

急性期以外の時期の治療

急性期以外の時期は、幻覚や妄想などの陽性症状は日常生活に大きな影響を与えなくなっているものの、陰性症状が出るため生活のしづらさが残ることが多い時期です。この時期をいかに乗り切るかで病気の経過が違ってくると言っても過言ではありません。リハビリテーションによりゆっくり回復させつつ、再発を防ぐことが治療の目標となります。

●患者さん本人が治療を受ける主人公になる

家族会などで、「うちの子は、初発時に治療を受けた結果、からっとよくなったようにみえ、先生からも奇跡のようだと言われたのに、職場復帰したあと薬を飲まなくなり、再発を繰り返すようになった。今から思うと、初めに再発予防についてきちんと対処できなかったことが悔やまれる」という話をよく聞きます。症状がある程度落ち着いたときこそ、患者さん本人が自ら日々の治療の意味を理解し、再発予防に本腰を入れる好機なのです。

そのためには、患者さんが必要な情報を得る必要があります。患者さんが病気や治療について理解すれば通院や服薬を続け、困ったときには治療スタッフに相談してくれるようになるからです。

また、自らの将来に展望をもち、現在の自分の状態を肯定的にみることができるようになるかもしれません。

それでは、どんな情報が必要になるのでしょうか？　たとえば、患者さんは自分の病名を知っているでしょうか？

治療をする側からすると、病名を知っている人には、より直接的な説明ができます。そうでないと、「この病気はストレスに弱い」「この病気は無理すると再発する」といった一般的な説明しかできない場合もあるのです。もっとも、だからといって、本人の気持ちを無視して単に病名や関連する情報を機械的に伝えればよいというものでもありません。

患者さんに必要な情報とは、それを得ることで、結果的に本人が安心できるようなものです。医学の教科書のように客観的な内容だけでは不十分で、また単なる気休めになるようなものであってもいけません。たとえば、患者さんが情報を得たいと真剣に望むときは、本人の反応を言葉で確かめつつ、その意をくんで知りたいことに誠実に対応する姿勢が求められます。

また、本人を不安にさせるような情報は伝えてはいけないのではなく、伝えたあとに十分に不安を受けとめ、乗り越えるためのサポートを行うことが大切なのです。こういうコミュニケーションをうまく続けることができれば、患者さんが自らの病気に向き合い、自分で病気に対処していこうという気持ちをしっかりもってくれるようになるでしょう。つまり、患者さんが治療を受ける主人公となることが、小さな山をひとつひとつ乗り越えていく力をつける近道となるのです。

●規則的に薬を服用して再発を防ぐ

急性期に引き続いて、服薬を規則的に続けることが大切です。これは再発を防ぐためです。たとえば、風邪の場合には、具合の悪いときだけ薬を飲みます。一方、糖尿病や高血圧などの慢性的な病気では、治療や服薬を継続的に続けないと血糖値や血圧が高くなってしまいます。

統合失調症の場合は、このどちらとも少し違います。統合失調症では、ひとたび陽性症状が消失すると、仮に一時的に服薬を中断してもすぐに症状が再燃するわけではないのです。

しかし、中断したままでいると、いずれ再発する可能性が高まることが明らかになっています（図4）。「寛解」と呼ばれる最もよい状態まで回復した患者さんでも、服薬を中断すると1年以内に60～70％の人が再発するといわれています。しかも、再発すると入院を要するなど社会生活に大きな影響が出て、さらには病状が慢性化して症状がとれにくくなり、社会で生活する能力が低下する可能性もあります。したがって、風邪の場合と違って、症状がよくなっても薬を継続的に服用し、次の症状悪化に備え

図4　服薬と再発率の関係（退院1年後）

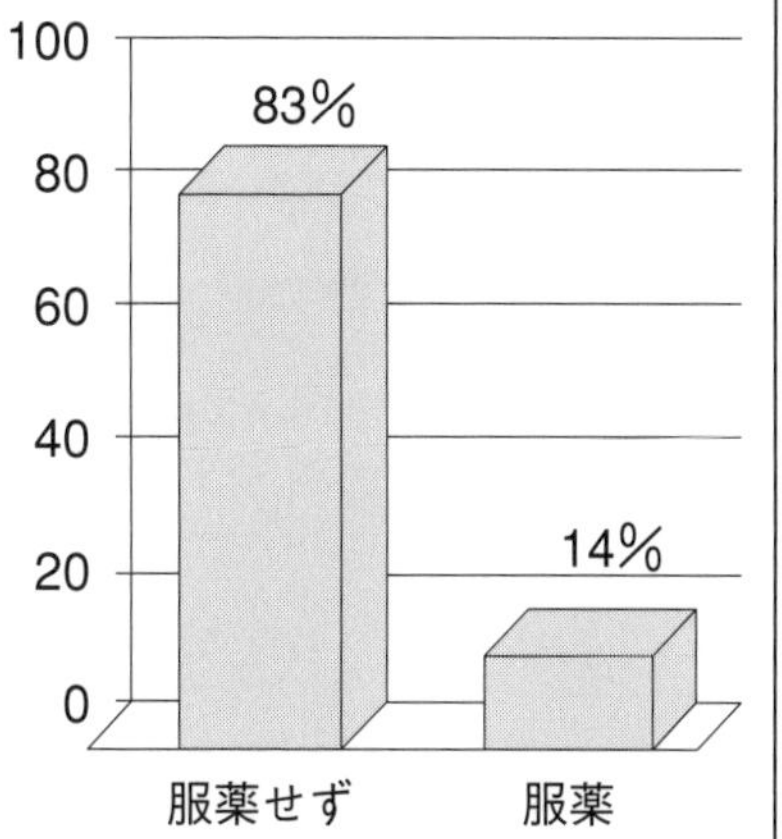

（埼玉県立精神保健総合センター心理教育グループ編，木戸幸聖監：心理教育実践マニュアル，金剛出版，1996年）より

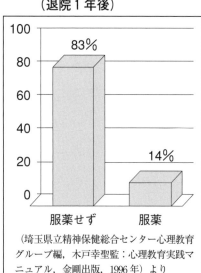

る必要があるわけです。

急性期がおさまったあとも、急性期で用いられた薬が継続して処方されることが多いのですが、症状の改善に伴って薬の量を慎重に減らしていくことが一般的です。減量は、これまでの再発の頻度や病気の経過をみて決定され、場合によっては半年から1年で1回ということもあります。

また、この時期には、日常生活のしづらさを少しでも改善することが大切です。日中の眠気やパーキンソン症状などの副作用をできるだけ減らし、服薬に伴う患者さんの苦痛を軽減するように配慮する必要があります。

カナダのホーガンらが行った調査では、「薬を飲むとものごとに集中できなくなる」と回答したのは、薬の飲み方が不規則であった人38%に対し、きちんと薬を飲む人ではわずかに1%でした。また、「薬を飲むとゾンビのように感じる」と回答したのは、薬の飲み方が不規則であった人53%に対し、きちんと薬を飲む人では9%にとどまっていました。服薬の中断を防ぐために、周囲の人は患者さんの服薬に対する感じ方に耳を傾ける必要があります。

また、患者さん自身も、薬の効果や副作用について、主治医からよく説明を聞き、疑問が生じたら、いつでも質問できる力をつけていくことが大切です。

●患者さんが回復の目標を自覚すること

治療を受ける際は、患者さん自身が「今、自分は何をしているのか」を自覚することがとても大切です。仕事に行けず家にいると、「閉じこもっている」としかみられませんが、たとえ外出が困難な状態でも、家の中で役割を自覚して行動することは可能です。

朝起きる時間を決めて守る、食事を規則正しく摂る、服薬を忘れない、ちょっとした家事を手伝う、留守番をする、など患者さんができることはたくさんあります。

ある患者さんは、自分の部屋のカーテンを開けることにしました。また別の患者さんは、自分が食べた食器を台所に戻すことにしました。それだけでも、病気が重いときには立派な仕事になります。このほかにも、やっているのに〝やれて当たり前〟と思っていること、やればできるのに〝やる意味がない〟と初めから軽視していることはたくさんあると思います。そういうことをみつけて、自覚的に継続して行うことが、回復期→再発→急性期→回復期（慢性化）という悪循環に歯止めをかける力になります。

これには、2つの重要な意味があります。

ひとつ目は、患者さんはただ〝世話を受ける人〟ではなく、〝できることはしている人〟として自他ともに認識できるということです。人が前向きに生きていけるのは、「人を愛すること」、「仕事をすること」によってである、という考えがあります。先に述べたことは、愛とか仕事というにはちょっと大げさに聞こえるかもしれませんが、少なくとも他人に対して役割をもっているという点では似たところがあります。

2つ目は、病気の療養過程で、患者さんなりに目標を決めて行動しているので、「今はこれでいいのだ」という認識を本人と家族が共有できるということです。ある患者さんは、朝起きられないことを何とかするために、「1週間に1分ずつ早く起きる」ことを決意しました。これは、現実には「今のままでいい」と言っているようなものです。しかし、半年後には、早く起きられるようになっているかもしれません。ここで必要なのは、むしろ「焦って変わろうとしなくていい」という安心感なのです。

ともすると長丁場になる療養過程では、自信を失ったり、目標を見失ったりする患者さんが少なくありません。しかし、患者さんは決して〝お荷物〟でも〝怠け者〟でもないことを本人や周囲の人たちが信じられるようになることが、この時期を乗り切っていくために必要です。

周囲が焦って本人を励まし過ぎたり過剰な期待をかけてプレッシャーを与えたりすると、かえって回復を遅らせ、再発につながる危険性も高まります。

●人とのつながり、社会のなかでの活動を通じてQOLの回復を目指す

患者さんのなかには、症状を抱えながらも友人知人と会っている人もいれば、ほとんど症状が消失しているのと思われるのに家に閉じこもりがちな人もいます。これは、とても大切なポイントです。というのは、このような社会経験の差が、長い間に病気の経過に大きな差を生み出す一因になると考えられるからです。

病気と闘うというのは、いつも歯をくいしばって訓練を続けることではありません。むしろ、社会活動のなかで〝楽しさ〟や〝安心〟を感じることが回復の原動力となります。

病気をよくしようと思うだけではなかなかよくなるものではありませんが、逆によくしようと思わなくても、さまざまな社会活動を続けていくうちに結果として病気はよくなっていくのです。楽しく、あるいは安心して話せる知人がひとりでも増えること、あるいは、興味をもって無理なくできる社会活動が少しずつでも増えることなどは回復の大切な指標になります。

ところが、誰でもすぐに話せる人がつくれたり、可能な社会活動をみつけて参加できるかというと、そうとはいえません。このような行動ができるかどうかは、それまでの社会活動のレベルやその人のものの考え方、あるいは家族など周囲の人の態度など、さまざまなものに影響を受けるからです。そこで、

まずこうした活動の意義を専門家が患者さんや家族にわかりやすく説明する必要があります。

また、場合によっては、患者さんが出会える場所や一緒に行える活動を準備することも必要になるでしょう。この点に関しては、現在、精神科の医療機関にはデイケア、保健所にはデイケアや回復者クラブ、地域には就労や生活支援のための事業所など、さまざまなサービスのメニューが用意されています。

こうした事業所やサービスは、まだ数の上では十分とはいえません。でも、ここで強調したいのは、外部のサービスへ参加することだけがリハビリテーションではないということです。社会のなかで行われるあらゆる自分の活動がどれも回復につながっていると信じ、主体的に参加することが大切なのです。

病気の有無にかかわらず、いくら楽しいだろうと思って参加しても、嫌な思いをしたり、失敗して恥をかいたりすることはあります。こういったことは、その人にその活動を断念させる機会にもなれば、何らかの対応をすることによって立ち直り、より自信をもつ機会ともなります。

ものは考えようで、そのような体験に出会ったときこそ、回復のチャンスと考えるようにしてはいかがでしょうか。

「楽しさ」や「安心」をとり戻すことを課題として努力し、専門家や味方になってくれる人の力を借りたりして、ひとつひとつ山を乗り越えていくのが広い意味でのリハビリテーションといえます。リハビリテーションの活動を通じて、患者さんの生活の質（クオリティ・オブ・ライフ：ＱＯＬ）の回復が進み、社会のなかでその人らしく生きていくことができるようになっていくのです。

Q&A

Q 電気けいれん（ショック）療法は効果がありますか？

A 電気けいれん療法は、1930年代に仮説的な理論に基づいて実施されるようになりました。その方法は、左右の額に電極を置き、100ボルト以上の電流を流すことにより人為的にけいれん発作を起こすというものです。有効な抗精神病薬が開発されていなかった時代にはひんぱんに行われたようですが、現在でも、うつ病で自殺念慮《ねんりょ》が強い患者さんに対して用いられるほか、統合失調症では緊張型で昏迷状態の患者さんに用いられることがあります。まれなケースですが、症状が活発なのに薬の副作用などで薬が投与できない場合などにも実施が検討されることがあります。

実施時の副作用として、まれに骨折などがあります。そのため、最近では、薬でけいれんを起こさないようにして行う方法（無けいれん療法）が普及してきました。十分な効果を上げる可能性がある治療法なので、実施の必要性と危険性について十分に説明を聞き、必要ならセカンドオピニオン（86ページ参照）を得たうえで納得して受けるとよいでしょう。

統合失調症の治療薬

精神障害の治療薬を一般に「向精神薬」といい、さまざまな薬が市場に出ています。そのなかで、ここでは統合失調症の患者さんに用いられる「抗精神病薬」「抗うつ薬と気分安定薬」「抗不安薬」「睡眠導入薬」について説明します。

統合失調症の治療薬の中心になるのは抗精神病薬です。ほかの薬は、その他の症状に対して補助的に処方されることになります。たとえば、十分な睡眠をとることは治療上とても重要なので睡眠薬が使われることがあります。また、憂うつになったり、不安を感じたり、気分が不安定になるような場合には、それぞれ抗うつ薬、抗不安薬、気分安定薬を併用することもあります。

また、薬による副作用を最小限におさえるために、副作用を防ぐための薬が処方されることもあります。

●抗精神病薬

抗精神病薬は、統合失調症の治療において主役となる薬です。

日本で発売されている抗精神病薬は、2017年10月現在で30種類以上あり（持効性抗精神病薬は除く）、錠剤、散薬、水薬などいろいろなタイプがあります（表7）。

30種類の抗精神病薬をすべて揃えている医療機関は必ずしも多くなく、ほとんどの医師は、自分の過去の臨床経験や、内外の学術論文から得られた情報などに基づいて、自分が使いやすい薬のなかから、その患者さんに最もよく効くと思われる薬を選んで処方します。そこで、ここでは代表的な抗精神病薬

表7　おもな抗精神病薬の種類（2017年10月現在）

■定型抗精神病薬

●フェノチアジン系……クロルプロマジン（ウインタミン，コントミン）など

＊混乱・興奮をおさえる．

●ブチロフェノン系……ハロペリドール（セレネース），ブロムペリドール（インプロメン）など

＊幻覚・妄想に効果．パーキンソン症状が出やすい．

●ベンザミド系……スルピリド（ドグマチール，アビリット，ミラドール）など

＊意欲低下などに効果．

■非定型抗精神病薬

●セロトニン・ドーパミン遮断薬……リスペリドン（リスパダール），ペロスピロン（ルーラン），ブロナンセリン（ロナセン），パリペリドン（インヴェガ）

＊幻覚・妄想に効果．パーキンソン症状が出にくい．

●多元受容体作用抗精神病薬……オランザピン（ジプレキサ），クエチアピン（セロクエル），クロザピン（クロザリル），アセナピン（シクレスト）

＊幻覚・妄想や陰性症状に効果．そう状態への効果も期待される．

●ドーパミン受容体部分作動薬……アリピプラゾール（エビリファイ）

＊幻覚・妄想のほか意欲低下に効果．パーキンソン症状が出にくい．

について簡単に触れることにします。

抗精神病薬は、基本的な薬理作用を共有しています。その仕組みを93ページの図2で触れたフィルター理論で説明しましょう。

図の右は、情報選択のためのフィルターに破れ目ができ、過剰な情報が流れ込んでくることで神経の活動が「過覚醒」の状態になっている様子をあらわしたものです。治療の目的は、薬を使って過覚醒となった神経の活動をクールダウンして、機能を回復させようとするものです。

フィルター理論でいえば、薬物がフィルターの破れ目にくっついて破れ目をふさぐことで神経伝達物質のバランスが調整され、必要以上の情報が流れ込んでくるのを防ぐということになります（図5）。具体的には、抗精神病薬が、神経と神経のつなぎ目のところに作用し、情報を伝える役目をもつドーパミン、セロトニン、ノルアドレナリンなどの神経伝達物質のバランスを調整します。ただし、このようなバランスの調整には、少し時間がかかるのが普通です。それが幻覚や妄想が改善するまでに少し時間を要する理由です。

従来は、１９５０年代に開発された「クロルプロマジン」や「ハロペリドール」を代表格とする薬が用いられてきました。これらの薬は、おもに、ドーパミンの神経伝達部位に作用することで、幻覚、妄想、興奮、昏迷、支離滅裂、拒絶など、急性期にみられる陽性症状に対して効果を発揮します。ただし、薬によって多少、薬理作用は異なります。

クロルプロマジンなどのフェノチアジン系と呼ばれる抗精神

図5　薬物投与の作用

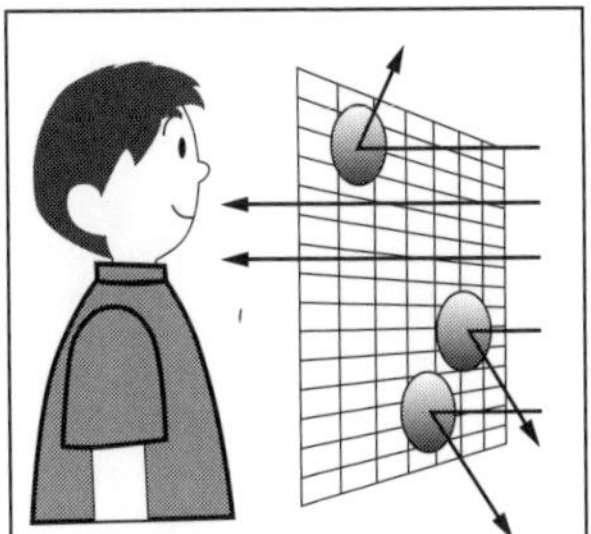

（月刊ぜんかれん，1992年11・12月合併号）より改変

病薬のグループは、どちらかというと鎮静作用が強く、ハロペリドールなどのブチロフェノン系は、比較的鎮静作用を出さずに、幻覚や妄想に対して効果を発揮する傾向があります。しかし、これらの薬はすべての人に効果があるわけではなく、しかも急性期を過ぎてから問題となる感情の平板化、意欲の低下などの陰性症状に対してはあまり効果がみられません。また、のちに説明するパーキンソン症状や自律神経系への副作用が比較的出やすく、それをおさえるための薬が必要になることもあります。

●新しい抗精神病薬

一方、1996年以降に「リスペリドン」「クエチアピン」「オランザピン」「ペロスピロン」「アリピプラゾール」「ブロナンセリン」「クロザピン」「パリペリドン」「アセナピン」などの非定型抗精神病薬が発売されました。クロザピン（商品名クロザリル）は海外で評価を得ている非定型抗精神病薬で、関係者から早期の発売が強く期待されていましたが、血液に重い副作用が出る可能性があるため、一部の医療機関で用いられています（199ページ参照）。

これらの薬が非定型抗精神病薬と呼ばれるのは、これまでの多くの抗精神病薬がおもにドーパミンの神経伝達に作用して効果を発揮していたのとは作用の仕方が異なるためです。特にオランザピンなどは、多くの神経伝達物質に作用するという意味の英語の頭文字をとって「ＭＡＲＴＡ」と呼ばれることもあります。

新しいタイプの薬（非定型抗精神病薬）は、原則として単剤で服用することによってその効果を最も発揮するといわれています。逆に、従来からあるタイプの薬に新しいタイプの薬を追加して飲んでも、必ずしもよい効果が得られない可能性があります。

また、非定型抗精神病薬は、パーキンソン症状などの副作用が少ないものが多く、このため併用していた副作用止めの薬を減らすことができるため、リハビリテーションなどほかの療法が進めやすく、社会復帰の促進をあと押しするという評価が得られています。

さらに、陽性症状だけでなく、陰性症状にもある程度の効果があるとされています。ただ、非定型抗精神病薬に変えてから陰性症状に改善がみられた場合、それが新しい薬自体の効果なのか、従来からの薬の服用をやめたことでその薬の副作用として出現していた陰性症状様の症状が軽減したのか、判定は必ずしも容易ではありません。

また、二次的に生じてくる心理的問題や行動上の問題に対しては、非定型抗精神病薬を投与しても直接的な効果は得られにくいと考えられるので、精神療法やリハビリテーションを含めた総合的な治療が必要であることには変わりありません。

一方で、非定型抗精神病薬のうちオランザピンなどは、体重を大幅に増加させる副作用があり、糖尿病の昏睡状態となり死亡した例もあります。したがって、糖尿病の人、糖尿病の既往歴のある人への投与は禁止され、家族に糖尿病の人がいる人などの場合は、服用に際して定期的に血糖値を測り、慎重に投与するよう注意されています。このように、非定型抗精神病薬の効果は期待されているものの、万能の特効薬というわけではなく、安全性について評価が定まるにはなお時間が必要なものがあります。

Q&A

Q 非定型抗精神病薬へすぐ切りかえるべきですか？

A

新薬（非定型抗精神病薬）が発売されたと聞き、薬の変更を希望する患者さんや家族がいます。しかし、薬を切りかえるべきかどうかは慎重に判断する必要があります。新薬に切りかえたことで症状がよくなることがある一方で、かえって悪化する場合もあるからです。

日本で試験的に投与した結果、従来からある薬から新薬に切りかえて「非常によくなった」「かなりよくなった」人の割合は36～48％でした。反対に、「かえって悪くなった」人も9～27％いました。また、従来からある薬を中断することによって、吐き気、不眠、めまい、不安、焦燥感などが起こる可能性があることもわかっています。

こうした結果からみると、従来からある薬がよく効いて、副作用もないのであれば、あえて薬を切りかえて危険をおかす必要はなさそうです。

しかし、従来からあるタイプの薬で効果が得られなかった人や副作用が重い場合には、新薬を試してみる価値があるでしょう。また、再発し、入院したときなどは、これまでの薬をやめて新薬に切りかえるいい機会になります。

いずれにしても、薬の切りかえについては主治医とよく話し合い、納得したうえで決めるようにしてください。

●抗精神病薬のおもな副作用

統合失調症の薬はさまざまな検査で安全性が確認されており、長期間服用しても、依存症が生じることはありません。しかし、薬には必ずといってよいほど副作用がつきものです。抗精神病薬の場合も例外ではなく、ほかの薬の飲み合わせで副作用が出ることもあります。また、症状のうえからは、病気のためなのか薬のためなのか区別がつきにくい場合や、両者が一体になっている場合もあります。

図6は、アメリカ・カリフォルニア州の精神障害者が自ら行ったアンケート調査の結果です。これをみると、「副作用が出た」と回答した人は75％にのぼり、「重い副作用あり」と回答した人は28％もいました。日米で服用している薬に大きな違いはないはずですから、こうした結果がわが国の場合でもほぼ当てはまる可能性があります。

次に示す副作用の内容をみて、「こんなにたくさんあるのか」と驚く人もいるかもしれません。しかし、実際

図6　処方された薬による副作用の有無

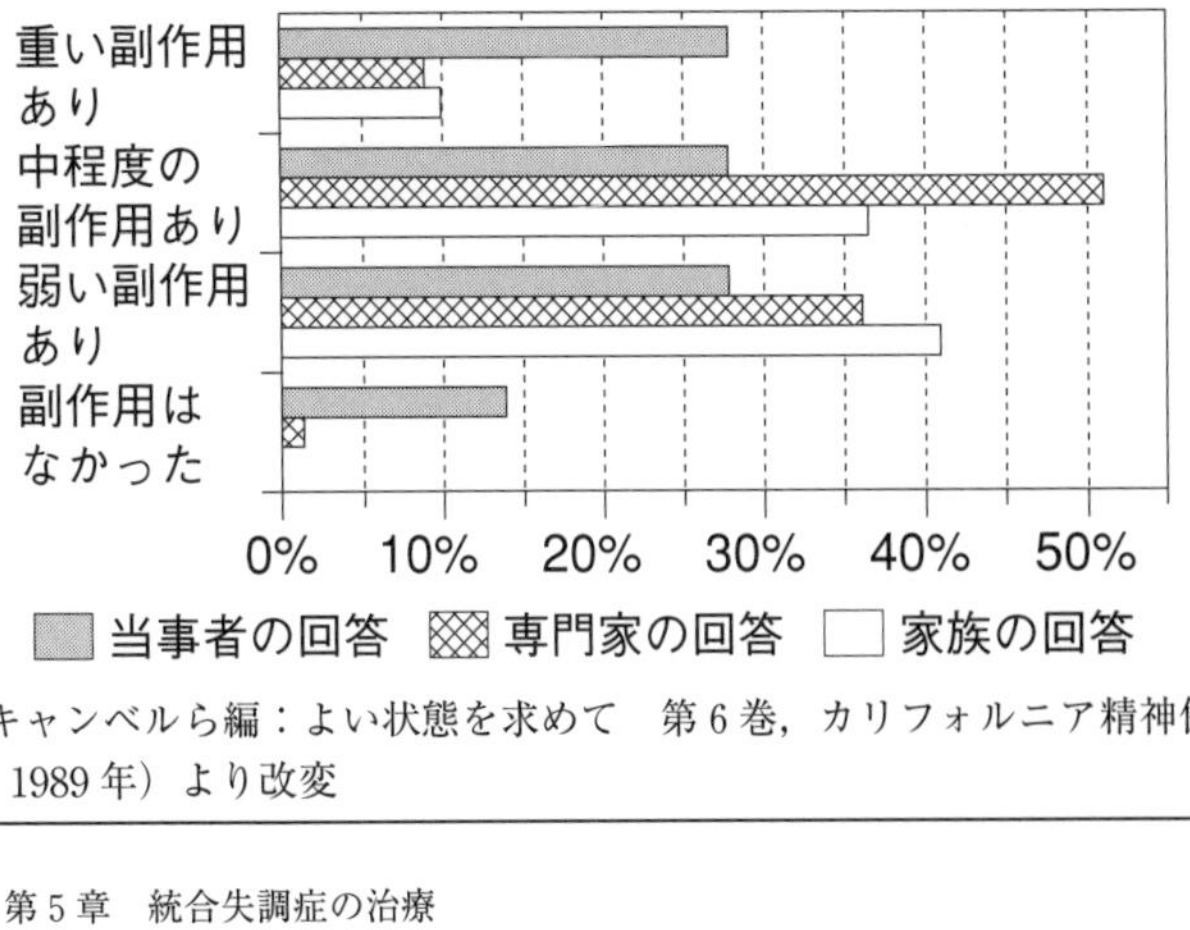

（J. キャンベルら編：よい状態を求めて　第6巻，カリフォルニア精神保健局，1989年）より改変

には、すべての人に副作用が必ず出るわけではありません。副作用は、一般に、使用する薬の量が多い場合に出やすくなります。また、副作用には個人差があり、同じ薬を同じ量飲んでも出現する人としない人がいます。

●鎮静作用の過剰

抗精神病薬は、神経の過覚醒の状態を改善する作用があるため、眠気、だるさ、頭がボーッとする、集中力が落ちるなどの症状があらわれることがあります。

症状が活発な急性期には、ある程度の眠気やだるさが出ることはやむを得ない場合があります。しかし、病状がある程度まで回復し、こうした症状が生活の妨げになるようであれば、薬を変更したり、眠気の強い薬は就寝前に飲むようにするなどの工夫がなされます。

●精神症状とまぎらわしいもの

手がふるえる、身体がこわばる、動きがぎごちない、顔の表情が乏しくなって元気のない印象を与えるなど、パーキンソン病に似た症状が出ることがあります。これらの症状は、陰性症状（意欲の低下、ひきこもりなど）と区別がつきにくい場合があります。一般的に、パーキンソン病の治療に用いられる薬を服用すれば改善します。

アカシジア（静座不能症）は、落ち着いてじっとしていられなくなり、気持ちがそわそわし、足踏みしたり、立ったり座ったり、歩き回ったりする症状です。この症状も、患者さんのもともとの不安や焦りの気持ちと区別することが困難な場合があります。アカシジアだと気づいて、これを軽減する薬を服用すれば、だいたいの場合はおさまります。

また、眼球が上転する発作症状があらわれることがあります。急激に起こり、黒目の部分が上を向いたままになり、自分でそれを戻すことができなくなります。同時に不安の気持ちが非常に強くなるのが一般的です。緊張が強いときや、疲れがたまっているときに起きやすくなるようです。通常は、副作用止めの薬を服用すれば短時間でおさまります。患者さんにすぐ治ることを告げ、不安を軽くするなどの配慮も必要になります。

●便秘、体重増加、口の渇き、よだれ、立ちくらみ

多くの抗精神病薬は、腸の動きを弱める作用があり、便秘になりやすくなります。放っておくと腸閉塞（イレウス）に発展する場合もあるので、便通に注意が必要です。緩下剤を投与することで軽減しますが、繊維質の多いものを食べたり、排便習慣をつけるなど一般の便秘と同様の対策を行います。

体重の増加は、薬の服用により体内のホルモン環境が変化し、さらに間食の摂りすぎや、運動不足などが加わって生じると考えられます。短期間に体重が急増したときには、薬の見直しが必要になる場合があります。一般的な対策として、食生活を見直し、運動の習慣をつけることが大切です。

また、唾液が少なくなり、口が渇きやすくなる傾向があります。口が渇くため、水分を大量に摂り過ぎると、けいれんや意識障害などの重大な障害が生じることもあります（水中毒）。対策としては、うがいをしたりガムを噛んだりして、唾液が出やすくなるよう工夫します。逆に、よだれが止まらなくなると訴える人もいます。

起立性低血圧は、立ちくらみのことで、横になった状態から立ち上がったときや、入浴中に生じます。症状が出るのは一瞬ですが、そのときに転倒したりしてけがをすることがあります。もともと血圧が低い人や、朝が苦手な人は注意が必要です。寝床からゆっくり起き上がるように注意し、ひんぱんに起こる場合は処方を変更したり昇圧剤を投与したりします。

●アレルギー症状

患者さんによっては、薬が体質的に合わないためにアレルギー症状が出ます。アレルギーには、服用後に急激に起こるものと、2週間～1か月くらいたってからあらわれるものがあります。抗精神病薬の服用後に急激に症状が出ることはまれですが、しばらくして皮膚に発疹が出る場合があります。多くは発赤（紅斑）ですが、時には、しこり（硬結）のようなものもあり、形状はさまざまです。発疹が出た場合には、まず薬との関係を疑ってみる必要があります。早めに気づけば、投薬を中断することでおさまりますが、発熱や全身症状があらわれた場合には、点滴などの特別な治療が必要になることもあり、早めの受診が必要です。

●月経異常、乳房のしこり、性欲の減退

月経が不規則になったり、止まってしまうことがあります。これらの症状は、プロラクチンというホルモンの増加と関係があります。卵巣や子宮の機能が著しく衰えるわけではなく、症状が軽くなり、薬の量が減れば改善します。産婦人科で治療することはまれです。

男性では、乳房のしこりや痛みが出て、人によっては勃起や射精に影響が出ることがあります。

●肝機能障害

今まで飲んだ経験のない薬を服用した場合に肝機能が障害されることがあります。自覚症状の少ない軽症のものがほとんどですが、時に黄疸が出ることもあります。定期的な血液検査をして早期に発見し、症状の程度をみて別の薬に変更します。

●悪性症候群

めったに起こるものではありませんが、重症化することがあり、注意が必要です。症状は、高熱、発汗、筋肉のこわばりなどです。重症になると、意識がもうろうとなったり、ものが飲み込めなくなったりして、放置すると生命の危険にも及びます。

筋肉注射がきっかけとなったり、患者さんの興奮状態や疲労が激しいときや、食事や水分補給を拒否していることが背景にある場合もありますが、誰に起こるか予測がつかないため、早期に発見することが重要です。抗精神病薬を服用している人が高熱を発した場合には、悪性症候群を疑うことを忘れてはなりません。なお、解熱剤は効果がありません。入院して点滴を行い、必要な場合には「ダントロレン」という薬を投与します。

●遅発性ジスキネジア

不随意運動の症状で、口をモグモグ動かしたり、舌が勝手に動いたり、まぶたが下がる、首が曲がる、手足が動く、などの症状がみられます。

薬を飲み始めて数年から数十年たってから発現し、生命に危険が及ぶわけではありませんが、根本的な治療法は今のところみつかっていません。

予防するには、多種類の薬を大量に投与するのはなるべく避けたほうがよいという意見があります。必要なときにはしっかり薬を使い、症状が安定したあとは少量の薬をコツコツ飲むというのが第一の予防策と考えられます。

主治医に薬について相談するときのポイント

●あらかじめメモにまとめておく

現在飲んでいる薬の効果や副作用について、気づいたことをまとめておきます。自分が感じた印象の根拠になった事実を述べると医師に伝わりやすくなります。たとえば、服用を控えた薬があれば、なぜそのような行動をとったのかについて隠さずに話すようにしてください。わからないことや知りたいことも書いておきましょう。

●まずは説明を受ける

いきなり「薬を変えてほしい」と言うのはよくありません。まず、今までどんな方針で、どのような種類の薬が使われていたかについて聞いてみます。そして、現在、困っていること、病状がよくなったらどんなことがやりたいのかについても話してみましょう。

主治医と話し合っているうちに、問題点や今後の方針がみえてくると思います。

●抗精神病薬と併用される薬（表8）

●抗パーキンソン薬……抗精神病薬の副作用のひとつであるパーキンソン症状に対して抗コリン薬や抗ヒスタミン薬が使われます。

抗パーキンソン薬は、抗精神病薬を飲み始めて数週間以内に起こる副作用に対して有効ですが、遅発性ジスキネジアのように数年以上たってから起こる副作用には無効あるいは有害といわれています。また、抗コリン薬は口の渇きや便秘、抗ヒスタミン薬はこれに加えて眠気が出ることがあります。

●睡眠薬、抗不安薬……睡眠薬は睡眠障害に対して使われ、抗不安薬は不安、イライラ、緊張などをやわらげる目的で使われます。この2種類の薬は化学構造や薬理作用が似ており、眠気やふらつきなどの副作用が出現することがあります。また、長期に飲み続けると、薬に対して依存性が生じ、服用を急にやめると心身に変調をきたしやすくなります。

●抗うつ薬……うつ病やうつ状態に対して使われます。現在約十数種類の薬が発売されており、少しずつ効き目が違います。副作用としては強い眠気、頭痛、食欲不振、立ちくらみ、口の渇き、便秘、インポテンツなどの副作用を伴うことがあります。統合失調症の患者さんが抗うつ薬を服用する場合は期限を決めて飲むことが大切で、長く服用する場合には、それ相応の理由と注意が必要になります。

●そううつ病の薬……幻覚・妄想とそううつ気分が混じり合っているような場合などに対し、「うつ」と「そう」の両方の気分の波を安定させる炭酸リチウムを使います。

炭酸リチウムを服用すると、吐き気、食欲不振、手のふるえ、眠気、ふらつきなどの副作用が出ることがあるため、定期的に血液検査を受

表8　抗精神病薬と併用される薬

■抗パーキンソン薬 ・副作用を抑える薬
■睡眠薬 ・睡眠を得やすくする薬
■抗不安薬 ・不安やイライラを抑える薬
■抗うつ薬 ・うつ状態を抑える薬
■そううつ病薬 ・気分の波を安定させる薬

ける必要があります。

また、抗精神病薬と一緒に飲む場合には、相互の作用により副作用が強まるおそれがあり、服用の期間を考慮する必要があります。そのほか、気分の変化が大きい場合などに、てんかんの治療にも使われる「カルバマゼピン（商品名：テグレトールなど）」という薬を併用することもあります。

持効性抗精神病薬（デポ剤）

患者さんが薬を飲むのを拒否したり、規則的に飲むことが困難な場合には、デポ剤を注射することがあります。デポ剤は筋肉注射の一種で、1回注射すると1、2週間から4週間の効果が得られます。2017年10月現在、「デカン酸ハロペリドール（商品名：ネオペリドール、ハロマンス）」「デカン酸フルフェナジン（商品名：フルデカシン）」「リスペリドン（商品名：リスパダールコンスタ）」「パリペリドンパルミチン酸エステル（商品名：ゼプリオン）」「アリピプラゾール（商品名：エビリファイ持続性水懸筋注用）」が利用できます。混乱の激しい時期を乗り越えるために一時的に使ったり、慢性期に服薬を忘れがちになってしまう患者さんに用いられます。ただし、デポ剤を投与すると薬理効果がなくなるまで体内から取り除けません。使用にあたっては患者さん、家族、主治医の間でよく話し合い、効果と副作用について十分に確認する必要があります。

薬物療法の実際

患者さんの、そのときの症状に最も合う薬を、できるだけ副作用が少なくなるよう服用することが大切です。しかも、ある程度続けて服用しなければなりません。したがって、服用にあたっては、いろいろな工夫が必要になります。

●患者さんが納得して薬を服用するために

最近は、インフォームド・コンセント（医師から治療方針や薬の説明を受け、本人が同意のうえで選択をすること）の必要性が、医療のあらゆる場で叫ばれるようになっています。患者さんや家族が最も知りたいことは、薬そのものの情報というより、「なぜ、その薬を使う必要があるのか」「薬の投与量は適切なのか」ということではないでしょうか。こうした点について、医師は、以前よりもていねいに説明をするようになっています。

一方で、アメリカ・カリフォルニアで行われた患者さんに対する調査では、薬の効き目や副作用について、医師から常に説明を受けていると回答した患者さんは17％でした。そして、54％の患者さんが「ほとんど」「めったに」説明されないと回答しています。もし日本で同じ調査をしても、ある程度似た結果が得られる可能性があります。

このような不満が生じる背景には、いくつかの原因が考えられます。

医師は、自身の知識やこれまでの臨床経験から、薬を飲まないと再発の危険性が高まることを当然知っています。そこで、服用しないリスクと薬の副作用のリスクを秤《はかり》にかけて、患者さんが服用したほうが利益が大きいと判断した場合に、その薬を処方します。しかし、薬の効果を患者さんに説明する際には、患者さんへ精神症状について説明しなければなりません。状態が悪化している患者さんほど、精神症状について話しても服薬の必要性を納得しないことがあります。そこで対立を避けようとすると、どうしてもあいまいな言い方になってしまいがちです。また、薬の副作用についてくわしく説明した結果、患者さんが不安になり、服薬しなくなるのではないかという心配もあります。

こういった問題を解決するには、医師が、患者さんに病気の説明を十分にして、薬の情報をきちんと伝え、薬を飲む不安（患者さん）と、患者さんが飲まないことで生じる不安

表9　精神科の薬に対する意識：自己チェックのためのリスト

以下の1から10の質問に，「はい」か「いいえ」で答えてください．

1．薬を飲むと自分がゾンビのように感じる．	はい	いいえ
2．薬を飲むと，より普通になったと感じる．	はい	いいえ
3．薬を飲むとはっきりと考えられるようになる．	はい	いいえ
4．薬を飲むと疲れやすく，動作が緩慢になるように感じる．	はい	いいえ
5．薬の効果のほうが副作用よりも大きいと思う．	はい	いいえ
6．薬を飲むと，よりリラックスできる感じがする．	はい	いいえ
7．薬を飲んでいると再発を防げると思う．	はい	いいえ
8．薬を飲むのは，自然に反すると感じる．	はい	いいえ
9．薬は具合が悪いときだけ服用すればよいと思う．	はい	いいえ
10．自分の必要と思う薬を選んで服用すればよいと思う．	はい	いいえ

採点：1，4，8，9，10は，はい1点，いいえ0点．

2，3，5，6，7は，はい0点，いいえ1点．

満点10点．

得点が高いほど，パーキンソン症状の出現や服薬中毒の可能性が高いという結果が出ている．


（月刊ぜんかれん，1999年6月号）より改変．もとの資料は（ホーガンら：1983年）による

（医師）について、お互いが納得いくまで話し合うしかありません。もちろん、いつも患者さんが納得する結果が出るとはかぎらず、時には、病気の勢いをおさえるために、副作用をがまんしてもらわなくてはならないこともあります。しかし、薬をめぐる話し合いの場がもたれることは、息の長い治療を続けるためには必要です。

患者さん自身も、「今、どういう症状の改善を目指してこの薬を飲んでいるのか」「どんな副作用があるのか」について知ることの大切さを自覚していただきたいと思います。服用している本人がまず副作用に気づいて、医師に相談できれば、余計な不信感などを招かずに治療を継続できる可能性が広がるからです。

薬の効果を最大にし、副作用を最小限におさえるためには、病気の症状と照らし合わせて、患者さんと医師が共同で対処しなければなりません。患者さんの判断だけで勝手に変えることは禁物です。

表9は、患者さんの薬に対する意識を自己チェックするためのリストです。当てはまる項目がいくつかある人は、服薬を続けるうえで何らかの問題があるはずです。主治医に積極的に相談してみてください。

●処方される薬の種類と量について

医師は、自分の過去の臨床経験に基づいて、その患者さんに最もよく効くと思われる薬を選び、副作用の出ない安全な量から処方を開始します。そして、薬の効果が出るまで徐々に増量し、その後の一定期間は薬の量を固定し、病気が回復するのを待つのが一般的です。症状が改善すると、日常生活に支障の出ないように量を調整したり、副作用の少ない薬に変更する場合もあります。このように、病気の症状や経過によって必要な薬の量が変わっていきます。

統合失調症という診断が下っても、使う薬の種類と量が自動的に決まるわけではありません。統合失調症の治療薬は効き方に個人差があり、また、急性期では効果があった薬でも、次に使ったときには効果が出ない場合もあります。

また、病気の経過は、環境やストレスなどさまざまな要因の影響を受けるため、症状の悪化や再発が起こったからといって処方された薬の種類や量が不適切であったと断言することはできません。

このように、抗精神病薬は、服用しないかぎりその患者さんへの効き目がわからないうえ、服用中でも薬の種類や量が適切であるのかどうか判断に迷うことがあります。特に、症状がよくならないときには、選んだ薬が不適切なのか、薬の量が少ないのか、あるいは効果が出るまでもう少し待つべきなのか、判断を迫られます。

急性期には、薬の種類と量は、効果が出るまで比較的ひんぱんに変更されます。一般的に、医師は、徐々に量を増やしながら、副作用にも注意して最も適当と思われる種類と量を判断します。なかには、数か月間経過をみて、効果を判定すべき場合もあります。

通常は、患者さんの症状が落ち着いた時点の処方が、一定期間継続されます。減量は、数か月に一度程度となることも珍しくありません。患者さんの置かれている環境、ストレスの高さ、これまでの再発状況などから、薬の減量がさらにゆっくりになる場合もあります。

このように薬の投与量は個人差が大きく、ほかの患者さんに比べて量が多いと具合が悪いとは一概にはいえません。なかなか薬の量が減らないことで不安を感じる人も少なくありませんが、服薬は、症状の軽減を図るためだけでなく、再発を予防するために続ける必要があると理解していただきたいと思います。

医師がいつも機械的に処方をしているのではないか、もう減量してもいいころなのではないか、などと疑問を感じたときには、遠慮なく相談してみることが大切です。また、最近では、薬剤師が薬の情報を伝えてくれたり、相談に乗ってくれるようになってきました。

●服薬を続けるための工夫

医師からきちんと説明を受け、必要性があることを理解できれば、むしろ進んで服薬する患者さんが多いものですが、服薬を続けることは本人にとって大仕事であることも確かです。服薬を続けるためには、工夫や配慮が必要です。以下に、いくつかのヒントを挙げておきます。

●「うっかりして飲むのを忘れる」場合

1回服薬を忘れたからといって、すぐに再発が引き起こされるわけではありません。問題になるのは、〝うっかり飲み忘れる〟ことを繰り返しているうちに、いつの間にか完全に飲まなくなってしまうことです。対策として、患者さんに押しつけるのではなく、本人と話し合ってみんなが納得できる方法を選ぶことが原則です。

多くの患者さんや家族は、「家族の前で飲む」「本人が薬を自己管理し、飲んだ時間をメモに記入する」「空き箱を朝、昼、夕方、寝る前と区切って、その日の薬を入れておく」などの工夫をしているようです。最近では、いろいろな薬ケースが販売されています。服薬の習慣がある家族の人と一緒に飲む時間を決めるのもよいでしょう。「わが家の薬の時間」を決めることで薬を飲む習慣をつけられますし、家族のほうも、本人が飲んだかどうか心配したり、飲むように説得したりする負担から解放されます。

●「副作用を気にする」場合

抗精神病薬を飲むと、「だるい」「眠気が強い」「本来の頭の働きが鈍くなったような気がする」といった副作用が本人に自覚されます。ですから、患者さんが副作用について訴えたときには、親身になって耳を傾ける必要があります。

本人は薬の必要性を感じていながら、それでもつらいと訴えているのかもしれません。家族に服薬を中止したいと訴えているのではなく、もしかしたらつらい気持ちを受けとめてもらいたいのかもしれません。周囲の人が、「多少、副作用があっても薬を飲むのは当然」などと頭ごなしに言ったとしたら、本人の立場はなくなってしまいます。

むしろ、「副作用でつらくはないか?」と、時々聞いてあげるようなゆとりをもっていただけると、本人も安心するはずです。家族が本人の訴えをよく把握して主治医に伝えることで、よりよい薬の処方に変更できる場合もあります。

●「薬を飲む意思がない」場合

患者さんが「もう治った」と思い込んでいる場合や、幻覚のために「薬を飲むな」と命令されていたり、「薬は毒」という妄想に支配されている場合などが考えられます。いずれにしても、そのまま放っておくと病状が悪化してしまうおそれがあります。

このような場合は、改めて主治医が病気の説明をして服用の必要性を理解してもらいます。副作用がつらいのであれば、副作用を軽減する薬を処方し、服薬の再開を図ることもあります。本人に説明しても、どうしても服薬を嫌がる場合は、来院が可能なら、持効性抗精神病薬の注射を検討することがあります。この薬は、1回注射すればある程度の期間、効果が持続するので、毎日薬を飲むのは嫌だけれど、注射なら受けるという人には有効です。

患者さんが通院も拒否している場合には、周囲が受診の説得をすることになります。本人の気持ちを聞きながら、服薬を続けなければ再発し、入院を余儀なくされることをじっくりと説明します。その間のつなぎとして、必要やむを得ない場合には、抗精神病薬の水液を用い、本人に気づかれないように家庭で投与してもらうこともあります。しかし、このような〝隠し飲ませ〟は、医師が患者さん本人を診察しないで処方した場合は違法に当たりますし、家族の負担や、本人がそのことを知ったときに家族に抱く不信感などを考えると例外とすべきでしょう。

●その他

錠剤の種類が多く、「飲み方がわからない」という場合には、主治医に相談して1回分の薬を1袋にまとめて入れるようにしたり（一包化）、散薬（粉の薬）のタイプに変えたりすることも一法です。また、「粉の薬は嫌」「1日に何回も飲むのは嫌」などの訴えに対しては、主治医に相談して、治療上可能な範囲で本人の希望に応じるようにしたいものです。

家族は、常に「本人が薬を無理なく飲めるように」という視点で患者さんに接していただければと思います。「そんなわがままを言わないで」などと否定するのではなく、「主治医の先生に直接、話してみたら」と返していただけるとよいと思います。同じ薬を飲むにしても、患者さん本人が納得して、気持ちよく服用することができれば、治療効果もアップするはずです。

Q&A

Q 妊娠中に薬を飲むと産まれてくる子どもへの影響はありますか?

A 一般にフェノチアジン系などの抗精神病薬は、通常投与量での催奇形性に対する安全性は比較的高いといわれています。しかし、確実を期するためには、症状を安定させて服薬量も少量ないし休薬できる程度になってから、計画的に妊娠するほうがよいでしょう。

特に、重要な臓器が発生・分化する妊娠初期が危険な時期と考えられます。薬は、妊娠中は胎盤を通じて、出産後は授乳により児の体内に移行します。特に環境が一変する出産直後に薬の影響や副作用が出ることがあります。

妊娠中の服薬の仕方は、服用を中断した場合に発現する症状の重症度などに左右されます。ひどい興奮や拒絶、自殺企図などが出る可能性が強い場合には、出産自体が難しくなるため、きちんと服薬を継続しなければなりません。こうした場合、母子の安全を考えて入院してもらい、緊急の場合には電気けいれん療法(134ページ参照)の選択を考慮することもあります。妊娠の時期や妊娠中の服薬の方法については、患者さんの状態を熟知している主治医とよく相談して決める必要があります。

Q&A

Q 薬はずっと飲み続けなければならないのですか?

A 服薬を中断しても症状はすぐには悪化せず、数週間から数か月、時には何年かたってから症状が再燃することもあります。再発を防ぐためにも、幻覚や妄想が活発となったあと、少なくとも5年間は薬を飲み続ける必要があります。しかし、はっきりした期限がないというのは、患者さんにとってはつらいことでしょう。

元東京医科歯科大学教授の融道男氏は、投薬終了の条件を次のように挙げています。

- 抗精神病薬が症状再発を予防していることを患者さん自身がよく知っている。
- 以前に頻々と再発を繰り返していない。
- 以前の病状がそれほど重篤なものではなかった。
- 年余にわたって寛解状態が続いており、薬用量もこれ以上減量できないほど少量になっている。

これらの条件を満たせば、服薬をやめることができないわけではありません。実際には、これらの条件を満たすことは結構大変かもしれませんが、主治医と相談しながら一歩一歩進むという気持ちをもっていただきたいと思います。

心理社会的療法（リハビリテーション）

●統合失調症のリハビリテーション

急性期の激しい症状は、薬を使えば通常、比較的短期でおさまります。しかし、消耗期を経て回復へ向かっても、発病以前のようには体力が回復しなかったり、意欲が低下し、感情が乏しく、周囲への関心が薄くなるなどの陰性症状が続くことがあります。

また、そうした症状と関連して、対人関係がうまくいかない、社会に出る自信がない、仕事が長続きしないといった広い意味での生活のしづらさ（生活障害）が残ることがあります。このように、病気の症状は薬でコントロールできても、社会生活を送るうえでは、大きな困難を抱えることになりがちです。

こうしたハンディを抱えながらも、よりよい社会生活ができるよう、少しでも困難をクリアしていくためには、リハビリテーション（以下、リハビリ）が大切になります。

精神科医療において、狭い意味での医学的治療は、症状をとることや再発予防を重視して行われますが、リハビリの場面では、その人らしく生きることや生活の質（ＱＯＬ）の改善に焦点が当てられます。このような考え方から、リハビリは「心理社会的リハビリ」と呼ばれています。心理社会的リハビリは、統合失調症の治療において、薬物療法などの医学的治療とともに、車の両輪をなすものです。

表10に、心理社会的リハビリの基本的な考え方を要約して示します。

表中の「生物心理社会モデル」とは、病気の経過が、単に生物学的な異常のみならず、その人の心理面や社会的な環境の影響を大きく受けるという考え方です。また、「ノーマライゼーション」とは、障害をもちながらも、もてる能力を発揮して、社会のなかで暮らしていくという考え方です。ですから、回復してからリハビリを始めるのではなく、病状があってもできる範囲で行うというのが基本的な考え方です。

リハビリを行う際は、対人関係の回復、生活技能の改善、職業リハビリなどのいずれかに力点が置かれることがあります。目的により、方法や具体的内容も若干異なります。

以下に、いくつかの例を挙げておきます。

●人とのかかわりを経験する……リハビリの場で気心の知れた仲間ができることがあります。さまざまな人と出会い、ともに体験し、協力していくという経験を通じて、対人関係や協調性の回復を目指します。

●役割をもつ……何かの役割をもつことで気持ちが充実し、人から感謝されると意欲が出て、自主性も生まれやすくなります。

●病気への対処法を知る……薬の作用・副作用、睡眠の重要性、再発のサインなどを知っていれば、自分でも工夫することができます。

●病気を抱えながら暮らしていく方法を身につける……対

表10　心理社会的リハビリの基本的な考え方

基礎理論	生物心理社会モデル
目　　標	ノーマライゼーション 生活重視／自己決定
基本的な考え	精神障害者中心／個別対応（ケアマネジメント） 失敗を通じて成長する
介　　入	対処技能を現場で修得する
時　　期	必要なとき／求めに応じて行う

人関係のコツ、生活の仕方、体力づくりなど、その人らしく生きていく方法を身につけます。

●居場所をみつける……居場所とは、患者さんにとってホッとできる場所、肩ひじ張らないでいられる場所、くつろげる場所をいいます。それは自分の部屋や、デイケアや作業所などになることもあるでしょう。自宅から離れて暮らす場合は、グループホームなども居場所になります。

●生活のリズムをつける……長い間、療養生活を余儀なくされ、生活が不規則になっている患者さんが少なくありません。毎日決められた時間にリハビリに参加することで、生活のリズムをつけるきっかけをつくることができます。

●就労のための準備をする……休職中の人は、からだ慣らしをして職場に復帰することを目指します。若くして発病した場合など、これから新たに職業技術を身につけようとする人のためには、訓練や資格取得のための学習が必要になります。また、職場探しの方法について学んだり、実際に職場の人や精神保健の専門家の支援を受けながら現場で働いてみることもあります。

●休む場……リハビリの場も、時には休む場所になります。体調が悪いときに休める場所があると楽になり、暮らしのリズムを切りかえることができます。

リハビリを行う目的は患者さんによっても違うため、医師、看護師、保健師、精神保健福祉士、臨床心理技術者、作業療法士などさまざまな専門家が協力し合いながら、各自の専門性を生かした支援を多方面から行うことになります。

最近のアメリカの研究では、薬物療法と適切なリハビリを組み合わせた結果、30年間の経過観察で約40％の人が仕事などの生産的な活動にかかわることができ、70％近くの人が症状もほとんど消え、ほぼ満足のいく社会生活を送っているという報告もあります。

●さまざまなリハビリテーションの場

　リハビリの場は、大きく分けると、「居場所やこころの拠りどころとして機能する場」と、「具体的な社会生活の技術を練習する場」があります。しかし、これらの場に明確な区別があるわけではなく、それぞれの場にそれぞれの機能が少しずつとり入れられているといってよいでしょう。また、どれかひとつの場を選ばないといけないということもありません。

●デイケア……入院期間の短縮や社会復帰を促進するために設置された治療形態のひとつです。医学的治療を目的とするものと、社会生活の適応をおもな目的としているものがあります。

　前者は、医療的色彩が濃く、病院やクリニック（診療所）に付設されています。そこでは、生活技能訓練（ソーシャル・スキルズ・トレーニング：SST）などが行われます。SSTは、生活技能、特に対人関係の技能の向上を目指すトレーニングです。グループでロールプレイ（役割練習）方式で行われることが多く、生活場面での会話や行動の仕方など、社会で生活していくための技能を身につけます。また、症状の自己管理、服薬の自己管理といった、しばしば問題になる課題を提示し、トレーニングを進めるプログラムなども実施されています。

　後者は、精神障害者社会復帰事業として、保健センターや保健所、精神保健福祉センターなどが行うもので、軽作業のほか、生け花、英会話、書道、絵画、スポーツ、レクリエーションなどのプログラムに参加し、社会適応や対人関係の改善を図ります。

　デイケアに毎日通い、生活のリズムを整える人もいますし、学校や会社に通いながら時々、デイケアを利用する人もいます。また、夕方から夜にかけて利用できる「ナイトケア」を実施している医療機関もあります。

●障害者総合支援法によるサービス……障害者（身体・知的・精神・発達障害者）と障害児の保護者は、「自立支援医療費」や「地域生活支援事業」などのサービスを利用できます（図7）。

●患者会……同じような悩みを抱える患者さんが集うグループで、セルフヘルプグループ（自分たちで助け合うグループ）ともいいます。仲間同士が支え合い、理解し合うことは、希望や工夫を見出すのに大変役立ちます。

（2017年10月現在）

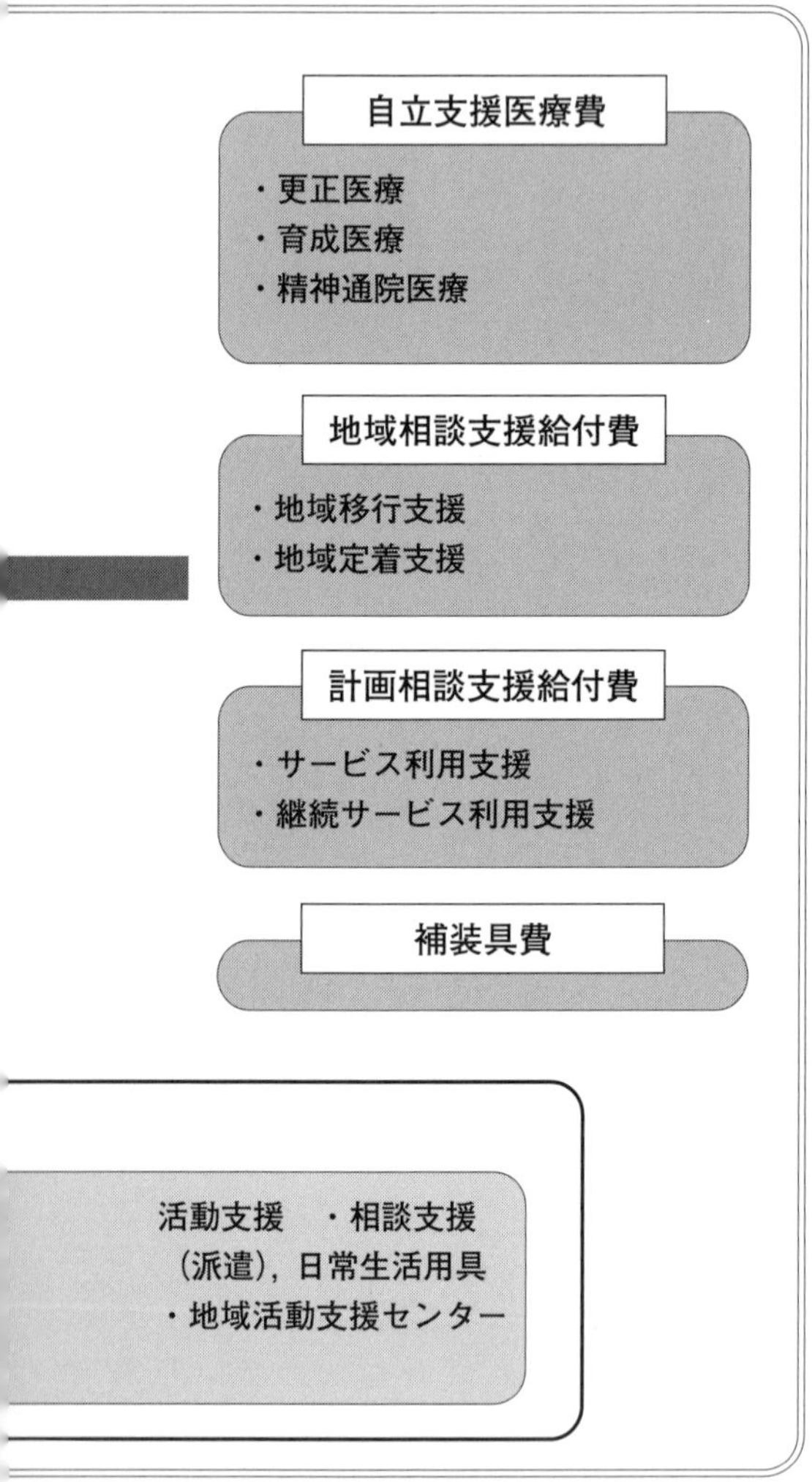

（厚生労働省の資料より作成）

図7　障害者総合支援法に基づく給付・事業

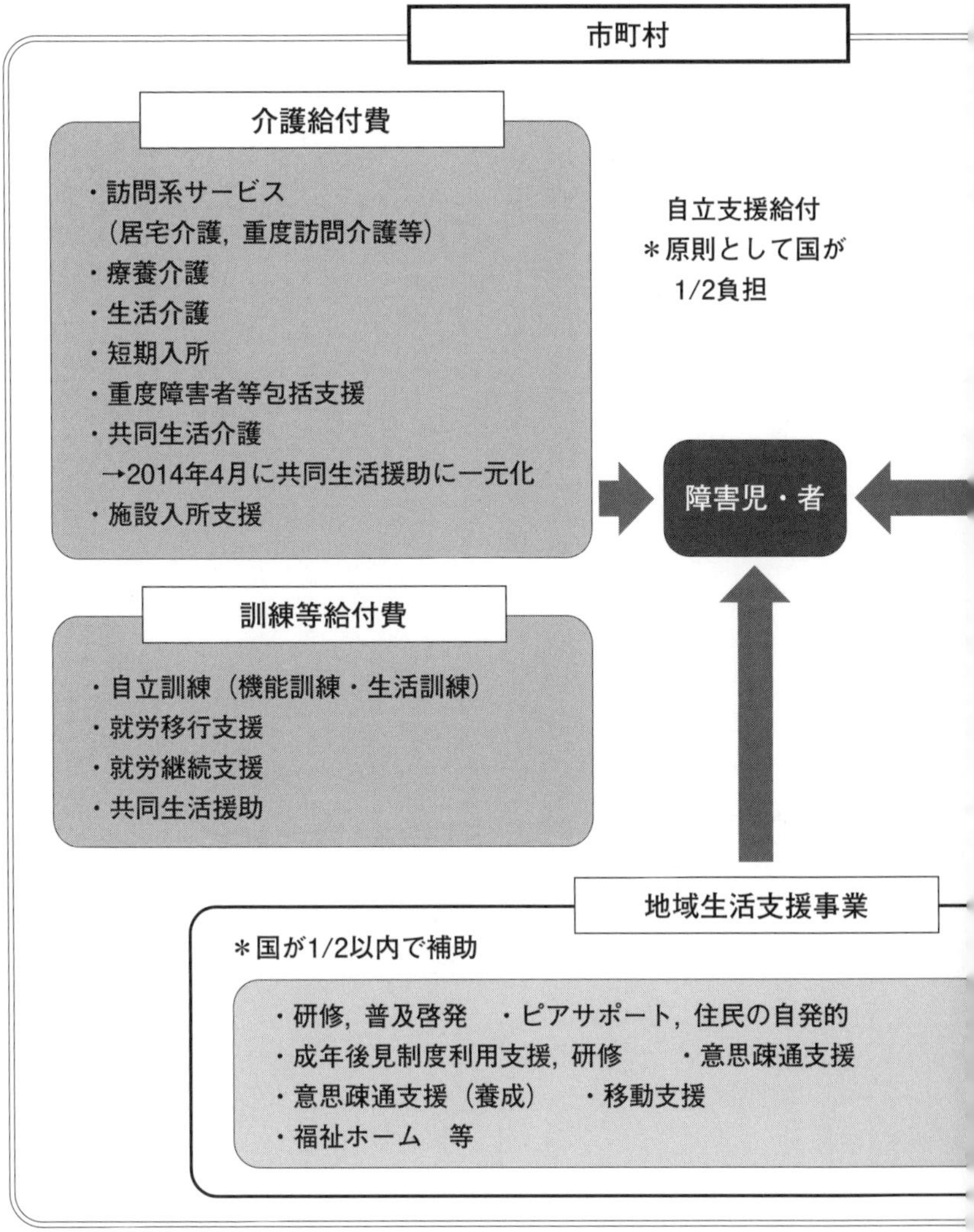
市町村
介護給付費
・訪問系サービス
（居宅介護，重度訪問介護等）
・療養介護
・生活介護
・短期入所
・重度障害者等包括支援
・共同生活介護
→2014年4月に共同生活援助に一元化
・施設入所支援
自立支援給付
＊原則として国が
1/2負担
障害児・者
訓練等給付費
・自立訓練（機能訓練・生活訓練）
・就労移行支援
・就労継続支援
・共同生活援助
地域生活支援事業
＊国が1/2以内で補助
・研修，普及啓発　・ピアサポート，住民の自発的
・成年後見制度利用支援，研修　・意思疎通支援
・意思疎通支援（養成）　・移動支援
・福祉ホーム　等

リハビリテーションの実際

●リハビリを始める時期

リハビリは、適切な時期に適切な方法で行うことで、初めて効果が上がるものです。

急性期では病状の安定が第一で、症状が落ち着くまでは休息をとることが大切です。症状が少しずつよくなってきたら、生活リズムを整えることが目標になります。朝早く起きられず日中横になることが多かった人が、テレビをみたり、音楽を聴いたり、雑誌や新聞を読んだりするようになるのも、広い意味でのリハビリです。患者さんの何かをしたいという意欲が戻り、「これもできた、あれもできた」という体験を積んでいくことが大事です。このような時期には、自宅に患者さんがくつろげる居場所があることはとても大切です。

さらに症状が目立たなくなり、身のまわりのことをある程度できるようになってくると、外に関心が向き、昔の友人に会ったり、買い物に出かけるといったふうに徐々に行動範囲が広がっていきます。急性症状のあとや、療養生活が長引いたときには、患者さんのエネルギーや持久力はかなり落ちていると考えられます。特に対人関係というのは複雑でかなりのエネルギーを必要としますから、人とかかわるためには、まず安心できる人から徐々に出会いを広げることが必要です。訪問看護などを利用して、自宅で家族以外の人と話す機会を得ることもできます。

●デイケアや地域の事業所への通所

リハビリの施設の利用ができる時期がきたら、どこに通うのが適当かを考えることになります。一般に、最も通いやすいのは、通院している医療機関のデイケアです。地域の事業所に通所するよりは手続きが簡単にすみ、デイケアの担当職員が、必要に応じて、主治医と連絡をとりながら対応してくれるので、比較的気楽に通えると思います。

新しいことを始めようとするとき、人は「さあ、頑張るぞ」と肩に力が入ってしまうことが多いものです。特に一度、失敗した経験がある人は、力んでペースを上げ過ぎてしまい、大きなストレスになってしまうことがあります。リハビリ中のようなまだ本調子でないときには、何とか人並みにやろうと焦る気持ちが強いせいか、休むことを軽視しがちです。つい無理をしてしまい、かえって具合が悪くなってしまうことも少なくありません。

デイケアへの通所を始めたときは、訓練などと思わず、「日中の居場所のひとつ」「人との出会いの場」くらいに考えて利用すればよいと思います。初めは、週4日のプログラムがあっても、週2日くらいから徐々にならしていくこともあります。

デイケアに通所する期間は、患者さんの目標や体調などを考え、担当者とも相談のうえ、半年～1年単位で考えてはいかがでしょうか。

地域の事業所の場合は、地元になかったり、定員が埋まっていてすぐに参加できないこともあります。また、デイケアに比べてプログラムは多彩で、小さな部品の加工などの手作業、お弁当づくり、ダイレクトメールの発送など作業の内容もさまざまです。のんびりいつも決まった作業ができるところもあれば、いつも締め切りに追われたり、いろいろな作業をこなさなければならないところもあるので、どのような方針で運営されているのかをよく知って選ぶ必要があります。

［事例］　25歳のGさん（男性）は、就職後3年目に発病し、3か月間入院しました。退院後、なかなか職場復帰する自信がもてず、主治医からその病院のデイケアを勧められて参加することになりました。開始にあたり、デイケアのスタッフ（精神保健福祉士）が担当となり、母親とともに説明を受け、最低6か月間通ってからだならしをしてみるという目標を立てました。また、デイケアを休むときは、原則として自分でデイケアの係の人に連絡することも約束しました。そのデイケアは、週4日間、午前9時半から午後3時まで行われていました。曜日によってプログラムがおおよそ決まっており、話し合い、料理づくり、畑作業、生活技能訓練、運動、クラブ活動（絵画、書道など）と多彩でした。時には、映画館や美術館にグループで出かけることもありました。夏には宿泊キャンプがあり、委員を決めて少しずつ準備をしたりしました。さらには、今後のことを考えるために、近くの事業所へ見学に出かけたり、ハローワークの職員を講師に招き、就労の心構えや履歴書の書き方などについて聞く企画もありました。初めのうち、Gさんは、デイケアに行くと疲れを訴え、週4日出席するのは大変な状態でした。その一方で、「こんな遊びのようなことをしていても復職できない」とプログラムの内容に不満を漏らし、母親に通所をやめたいと相談したことも何度かあったようです。結局、担当の職員と面接しながら何とか出席を続けるうちに気の合うメンバーができ、少しずつ参加に前向きになっていきました。また、中元の期間限定で発送のアルバイトに参加することもできました。半年が過ぎたころ、主治医から復職可能との診断書を受けとり、自らもデイケアでの様子を会社に報告し、上司に軽い仕事から始められるように配慮してもらい、復職することができました。

●仕事に就く

デイケアや通所施設などである程度のからだならしをしたあと、社会に出てみたいと思うようになる人が出てきます。本格的な職業訓練プログラムを1～2年で卒業し、何らかの仕事に就くことが目標となることが多いようです。

こうした場合、まず仕事選びが大切です。統合失調症を発症したあと、ノルマがきつかったり、周囲との交渉が多かったり、自分で考えて進めていかなければいけないような仕事をこなすことは一般に大変です。それまで慣れていた仕事でも、病気の前のようにはなかなかできなくなっている人も多いようです。

一方、手順の決まった仕事、マイペースが保てる仕事、あまりお客がひんぱんに来ないような店舗での商売などは、適応しやすい部類の仕事と考えられます。本人が好きな仕事を選ぶに越したことはありませんが、まずできる仕事を選ぶことが大切です。自分の職業適性を知りたい場合は、地域障害者職業センターなどに相談すると、適性を調べる検査を実施してくれることがあります。

しかし、どのような仕事であれ、正社員として就労した場合は、遅刻や欠勤は禁物ですし、ほかの従業員と同等の能率が求められ、人付き合いにも気をつかいます。せっかく就職しても、同僚のなかで緊張し、普段の力を発揮できず、自信をなくした人もいます。覚えなければならないことが多過ぎると言って、1日でやめた人もいます。毎日、朝起きると吐き気がして、食事が喉を通らず、体重が減ってとうとうやめた人もいます。このように、ある程度のブランクを経て仕事に就くことは、思った以上に大変です。いきなり正社員として就職するのではなく、自分の状態を考えて、家業の手伝い、短期間のアルバイト、援助つき雇用、保護的就労など、無理がない仕事を選ぶ必要があります。一般の会社で働く場合でも、病気になったことを告知したうえで就職すると、ストレスを軽くすることができることもあります。いずれにしても、仕事をみつけ、それを続けていくことは、結構大変です。ひとりで悩まずに、困ったときに相談に乗ってくれる信頼できる人をみつけることがとても大切です。

リハビリは無理のないものから始めましょう

リハビリのプログラムを選ぶときは、主治医や精神保健福祉士などに相談したり、家の近くで実施されているリハビリのプログラムを調べ、患者さん本人とどれを利用したいかを考えるとよいでしょう。このときに注意したいのは、リハビリのプログラムを周囲の人が押しつけたり、目標を画一的にし過ぎないようにすることです。過大な要求は、再発の原因につながることもあり、かえって回復を遅らせることになるのです。

誰でも、何かを始めるときには緊張するものです。はたからみると、たいしたことはないと思われることでも、患者さんにしてみればとても緊張し、手探りの挑戦ということになります。最初は、本人の好きなこと、得意なことから始め、「リハビリは本人が楽しめるものをみつける場所」というくらいの考え方をするほうがよいと思います。

関連機関・社会資源の利用（2017年10月現在）

●支援のための関連機関

最近では、精神保健・福祉の分野におけるサービスが幅広く行われるようになってきています。活動の内容や機能形態は多種多様で、ひとつのサービスでも複数の機関で重複して実施されていることがあります。必要に応じて、サービスを複数の機関で同時に少しずつ受けることも一法です。市区町村の窓口や精神保健福祉士（精神科ソーシャルワーカー）、保健師などに相談してみるとよいでしょう。

市町村単位で、単なるサービスの情報提供だけでなく、その人の障害の程度に合ったケア計画を立て、関係機関や制度の利用ができるようにはからうケアマネジメントというシステムが行われるようになってきました。

■保健所や市町村の保健センター……精神保健相談を実施するほか、広範なサービスを実施。

●精神保健相談、受付窓口……医療上の問題への対応、患者さんへの対応方法、福祉制度や社会資源の利用相談、社会復帰施設の紹介など。

●患者グループ活動……慢性的な症状が生活上の障害になっている人を対象に、スポーツ、レクリエーション、創作活動、料理、茶話会などを実施。

●患者会、家族会への支援……患者さんの自助グループへの支援、家族会への育成援助など。

●家族教室、精神保健ボランティア講座の開催……家族の健康教育を目的とした家族教室や、一般市民を対象にしたボランティア講座を実施。

■精神保健福祉センター……相談事業のほか普及啓発活動、社会資源の開拓、家族会の育成、ボランティアの支援など、精神保健・福祉に関する幅広い活動を行っています。都道府県により規模や機能形態、活動内容に特徴があり、デイケアなどの機能をもつところもあります。

■市町村……障害者総合支援法を根拠法として、精神障害者のための福祉的サービスは知的障害や身体障害と同様、市町村が行っています。市町村では、介護給付等のサービスを受けるための障害支援区分の認定審査、サービスの支給決定、地域生活支援事業の整備などを行っています。

■相談事業者……これまで、地域生活支援センターが、精神障害者の生活支援の拠点として、面接、電話、訪問などによる相談、日中活動の場の提供、地域住民との交流などの啓発活動を行ってきました。自立支援法の制定時に、三障害を統合した地域生活支援事業として再編され、その機能は、相談支援のための指定事業者や地域活動支援センターに引き継がれています。

■社会福祉協議会……社会福祉事業法に基づいて設置されている社会福祉法人のひとつで、社会福祉行政とも密接にかかわっています。都道府県・政令指定都市の全部と、市区町村の大部分に組織されており、さらに連合組織として「全国社会福祉協議会」があります。事業内容は地域差がありますが、おもに生活福祉資金の貸付、各種相談事業、社会福祉施設の連絡・調整、ボランティア活動の推進事業、福祉サービスの利用援助事業、各種調査・研究などを行っています。ボランティアセンターを併設しているところでは、ボランティアの紹介や各種ボランティア講座の企画・開催などを行っています。

■福祉事務所……経済的な問題を抱える精神障害者に対し、精神保健・福祉に関する援助を行っています。民生委員などが福祉事務所の紹介業務に当たっています。

■障害者職業センター……公共職業安定所（ハローワーク）と連携をとりながら、障害者に対する就労相談、職業能力の判定、職業準備訓練、職業適応指導などを行っています。
■公共職業安定所（ハローワーク）……障害の程度や希望職種を勘案したうえで、仕事の相談、紹介、支援を行っています。精神障害者職業相談員が配置されているところもあります。

おもな支援制度（2017年10月現在）

●就労の支援

最近、一般就労する精神障害者が増加しています。2018年4月から精神障害者も法定雇用率の算定の対象となります。ハローワークには障害者の就職の相談窓口があり、就労を目指す人に障害者就労移行支援事業など、利用できるサービスも広がっています。

また、障害を開示して特例子会社で働いたり、勤務時の困りごとに対応すべく職場適応訓練者（ジョブコーチ）の支援を受けたりすることも可能になってきました。統合失調症の患者さんのなかには、短時間なら働ける方は少なくないので、今後さらに自分らしい就労の選択肢が広がることが課題です。

●生活・経済問題の支援

■障害年金制度……受傷時に国民年金に加入していた場合は「障害基礎年金」、厚生年金に加入していた場合は「障害厚生年金」が請求できます。くわしくは通院先医療機関、市町村窓口、年金事務所で相談してください。
■心身障害者扶養保険共済制度……障害者を扶養している保護者が加入者として掛け金を支払い、保護者が死亡または重度障害になったとき、残された障害者に対して一定額の年金が支払われます。問い合わせは市区町村の窓口へ。

■自立支援医療……従来の公費負担制度に代わる制度。精神障害者は、原則として通院医療費の1割を負担する定率負担が導入されましたが、低所得者や統合失調症など「重度かつ継続」とされる疾患に罹患している人には、それぞれ負担上限月額が設定されています。

■精神障害者保健福祉手帳制度……障害の程度により1～3級の障害者手帳が交付されます。各種税金の控除、公共機関や一部交通機関の利用額が割引され、生活保護の場合は障害者加算の対象となります。問い合わせは市区町村の窓口へ。

■高額療養費制度……医療機関に支払った医療費が一定額を超えた場合に、超過額が還付されます。当座の支払いに対する貸付制度もあります。利用するには、加入している公的医療保険に支給申請書を提出します。

■生活保護制度……就労しても世帯の収入が基準額以下だったり、援助が受けられず生活に困窮したときに、最低限の暮らしを保障し、自力で生活できるようになるまで援助を受けられます。問い合わせは市区町村の窓口へ。

■居宅介護（ホームヘルプ）……自宅を訪問し、炊事、洗濯、掃除、買い物などの家事援助や入浴、排泄、食事などの介護を行うサービス。障害のために、日常生活を送るのが困難な場合に利用。本事業は、障害者総合支援法の介護給付のサービスに位置づけられ、利用の際には障害支援区分の認定を受け、区分1以上となることが必要です。問い合わせは市区町村の窓口へ。

精神保健福祉士（精神科ソーシャルワーカー）

精神科ソーシャルワーカー（Psychiatric Social Worker；ＰＳＷ）は、精神保健・精神医療分野におけるソーシャルワークの担い手です。１９９７年から精神保健福祉士として国家資格化され、２０１７年現在、有資格者は全国に約7万８０００人います。

ＰＳＷは、精神障害者の人権擁護と社会復帰を目指す際の支援者とされ、精神科医療機関では、初診の相談（インテーク）から始まり、入院時の手続き、その後の療養上の援助、退院に向けた支援と、多岐にわたり本人を支援します。特に、２０１４年の法改正以来、医療保護入院をした患者の退院支援を行うために設置が義務づけられた退院後生活環境相談員の役割は、主としてＰＳＷが担っていると考えられます。

さらに、必要に応じてＰＳＷは、障害年金取得の支援、各種福祉サービスや就労の支援の紹介、家族関係の調整などを行います。そのほか、地域の事業所で利用者が必要とするサービス計画を作成し、その見守り（モニタリング）役となる相談支援事業者や、医療観察法で地域生活の継続を支援するための保護観察の役割を担う社会復帰調整官など、ＰＳＷの仕事の領域は多岐にわたっています。家族の相談も受け付けます。何か相談ごとがあるときは、医療機関、行政、地域のサービス提供機関などで働いているＰＳＷに相談してみてください。

第6章　統合失調症からの回復

統合失調症は十分に回復する病気ですが、精神科の医療機関に長く入院を続けざるを得ない人がいるのも現実です。このような経過の差はどこから生じるのでしょうか?

この章では、統合失調症を発症した人を回復へ導く要因についてまとめ、回復者の体験談を紹介したいと思います。

統合失調症の経過

かつて、統合失調症は、精神の機能が極端に低下する「精神荒廃」の状態にいたるとされ、非常に予後（病気の経過）のよくない病気とされてきました。

20世紀前半、スイスのブロイラー博士は、病気の長期予後についての調査をしています。それによると、患者さんの約3分の1が良好な社会生活を送り、約3分の1は家庭内で不十分な自立状態にあり、残りの3分の1は入院あるいは死亡、という結果でした。その他の調査をみると、新しい調査ほど死亡率が減り、全体として治療を受けて地域で生活する人が増えているという結果が多いようです。それらから判断すると、統合失調症を発症した結果、「精神の荒廃」というような極端な状態にいたる患者さんは、全体からみると少数であるといえます。

その一方で、この病気はいったん発病すると再発を繰り返すこと、また、現在の治療によっては、精神の機能に後遺症を残すことが少なくないこと、そして再発を繰り返すごとに病気の症状は治りにくく、後遺症は重くなる傾向があることが知られてきました。ちなみに、ここで後遺症といっているのは、陰性症状と呼ばれる意欲や感情の障害、あるいはその結果としての生活のしづらさ、病気のため自信を失い、人生をあきらめたり、投げやりになったりする気持ちの問題などを広く含む状態です。

統合失調症は、再発しなければ徐々に改善していくのが通常です。ですから、発病時に激しい症状があっても悲観することはありません。しかし、再発すると、幻覚や妄想をはじめ広い意味での後遺症が入り交じった慢性状態で経過する人が増えてきます。つまり、ある時期にいい経過をたどっているとしても、常に再発の可能性を考え、油断せずに生活することが求められます。

すなわち、統合失調症を発症してから、どのような経過をたどるかは、病気になってからどのような対処をするかにかかっているといえます。

統合失調症の経過に影響を与える要因

私は、精神障害に罹患した当事者は「6つの闘い」をしなければならないと考えています。それは「精神症状との闘い」「薬の副作用との闘い」「よりよい治療を求める闘い」「生活の質を確保する闘い」「社会（こころのバリアー）との闘い」「自分との闘い」です。

「闘い」という言葉がちょっと大げさに聞こえるなら「6つの仕事」といってもよいと思います。こうしたことを患者さん自身が自覚し、その克服を目指して前向きに取り組むことが求められます。

●精神症状との闘い

「精神症状との闘い」とは、病気になって出現した症状にどう対処するかということです。まず、医師をはじめとする精神保健医療の専門家のアドバイスに耳を傾け、医学的に最善といわれている方法で対処することが基本です。

「自分は病気ではない」といってひとりで立ち向かうのは最も無謀なことです。あとで触れますが、たとえ専門家がアドバイスしたとしても、平坦な経過をたどれるとはかぎらないのに、常識に反したことをして治療効果を上げる確率は非常に低くなります。しかし、だからといって、たとえば医師の指示に従って薬を服用したら、すぐに治るというものでもありません。治るまでには、それなりの時間が必要です。また、症状が軽快したあとも、再発を防ぐために服薬が必要になります。

薬はたくさん飲めば早く治り、早くやめられるというものではありません。薬が効いてくるまでの間、つらいことが続くかもしれません。あるいは、ある程度症状がよくなったときでも、ふっと症状が出てくることもあります。そのようなとき、どのような対処をしたらよいのでしょうか。

ある患者さんは、明日から仕事に行くという日になって、「仕事に行くな」などという声が聞こえてきてつらくなり、薬を飲んでも治らないので、電話で私に相談してきました。そのときは、こちらからは結論を出さず、しばらく話を聞いているうちに「そうですよね。声が何を言っても、このまま行くほかなさそうですね」と本人から言われ、電話が切れました。そうして翌日は会社に行き、仕事に復帰することができました。

病気の症状に負けそうになると、誰でも不安が高まります。このときの本人と周囲の基本的な対応は、

〝どうしたら安心できるか〟ということに向けられます。「病気と闘う」というのは、医学的にみて間違った（医師の指示に反する）方法をとらず、いかに安心できるかということです。安心するといっても、「これでいいのだ」と思えるほどでなく、「まあ仕方ないか」という程度の場合もあるなど、その感じは時と場合によって違います。要は、患者さん自身が現状に何らかの納得をするということです。

この例の患者さんは、本人の不安に耳を傾けてくれる誰かがいたので、それを乗り越えられたといえます。生活するうえで生じてくる〝小さな病気の揺れ〟を対処の工夫によってていねいに乗り越えていくことが回復につながります。

●薬の副作用との闘い

統合失調症では、投薬が治療の基本となります。どのような薬を飲んでいるのか、それに対してどのような副作用があり得るのか、患者さん自身ができるかぎり情報を得て、生じている症状を理解することが副作用をできるだけ軽くし、安心を得るうえでも大切です。特に、緊急を要する症状（悪性症候群など）については、頭に入れておく必要があります。

しかし、これも「言うは易く行うは難しい」場合があります。言うまでもなく、薬は必要だから服用するわけです。でも、副作用が出ている本人にとっては、「こんな苦しい副作用が出ているのに薬を飲み続けられない」という気持ちになることもあるでしょう。そうしたとき、本人が自分の判断で飲む量を加減することが起こるかもしれません。一方、医師は、処方箋《せん》どおりの量を患者さんが服用していると思って病状を判断するので、長い間には診立てに狂いが生じたり、医師―患者関係がうまくいかなくなることが懸念されます。

こうした問題の解決方法は、以下のどちらかしかありません。すなわち、医師に疑問点をただし、説明を受けて納得して服用を続けるか、薬の種類と必要かつ十分な量について改めて調整してもらい、それをきちんと服用するかです。薬の副作用と思っていたものが、実は本来の精神症状であったという場合もあります。納得できなければほかの人の意見を聞き、自分なりに情報を収集して主治医と意見交換を繰り返すようにしてください。副作用の問題にかぎらず、医師との間で薬に関する会話ができるかどうかが長い間にはいろいろな差になって出てきます。

もうひとつ、患者さんが薬を勝手に増量してしまう危険について触れておきます。特に、睡眠剤の服用量が増えることをできるだけ防ぐ工夫が必要です。時には、睡眠剤を服用しても眠れないこともありますし、薬が効いてくるまでの間に、眠れないと判断して追加して飲んでしまう場合もあるでしょう。1、2回はいいとしても、眠れないからと量を増やしていくうちに、かなりの量を服用しないと眠れなくなってしまうおそれがあります。患者さんが十分な睡眠をとることはとても重要なのですが、薬については医師の指示をよく聞き、それ以外の不眠対策も併せて行い、量を増やさないための努力をしてください。

人によっていろいろですが、睡眠剤を飲む時間を調整する（あまり早く飲むと寝つけないことがある）、夜はコーヒーやお茶を飲むのを控える、静かな安心できる環境で眠るようにする、寝る少し前に入浴する、などの工夫が考えられます。

以上に述べたように、「薬の副作用との闘い」とは、医師に相談してできるだけ副作用を減らすこと、指示どおり服用して余分な量の服薬をしなくてもよい工夫をすることなどです。

●よりよい治療を求める闘い

治療を受けているのになかなかよくならない場合、本当に病気が重いのか、もしかしたら今の医療機関が最善の治療をしてくれていないのではないか、といった疑いが湧くことがあると思います。医師が薬をひんぱんに変えることを不安に思う患者さんもいるかもしれませんし、何年も薬の種類や量が変わらないことを不安に思う患者さんがいるかもしれません。

また、医療機関に定期的に通い、医師の診察を受け、薬を服用することは必要な条件ですが、それだけでは統合失調症の治療は十分とはいえず、適切なリハビリも必要になります。

第5章で触れたように、最近の精神科の医療機関には、デイケアをはじめとするさまざまなリハビリプログラムがあります。リハビリは、適切な時期に、適切な活動を選んで取り組むことが必要ですが、主治医がリハビリについて適切な指示をしてくれていないのではないかという不安が生じる場合があります。実際、デイケアや就労支援の事業所など社会資源の利用について、適切な説明があり、主治医のサポートがあれば患者さんの意欲が増したかもしれないのに、「本人がその気にならなければむだですよ」などと言われ、通うタイミングをなくしてしまったと後悔している家族に出会ったこともあります。

もちろん、大多数の精神科医は適切な配慮をしていると思われますが、ある程度、通院が長くなってくると、よくも悪しくも落ち着いた状態になって、診察時間が短くなる場合があります。

統合失調症の経過のなかで、状態が変わらないというのは、ある意味ですばらしいことです。むしろ、よくしようと焦って病状が悪化する場合が少なくないからです。では、待っていればいいのかというと、そうとばかりは言えません。医師の治療方針の差が、長い間には大きな差になって出てくる場合があるのは事実です。たとえば、患者さんにデイケアの利用を勧めたくても、自分がかかわっている医療機関でデイケアを実施していない場合は、そのかわりに意識的に何らかのリハビリを行わないと治療が不十分になる可能性があります。

統合失調症の治療は長丁場になることが多いので、目的をもって取り組むことが必要です。それは、患者さんにとって、今の治療の内容がベストかどうかをいつも考えていることが大事だという意味です。そのためには、いつも主治医その他の情報源から新しい情報を仕入れること、そうした情報について主治医と話し合うこと、これが「よりよい治療を求める闘い」の意味です。

もちろん、情報を仕入れたからといってすぐに役立ち、状態もよくなるようなことは実際には少ないかもしれません。しかし、自分で情報を集める姿勢、今はこの治療でよいという納得できる気持ち、よりよい治療を実現するために自分自身も努力しているという自負こそが、長い間に病気を快方に導く力になるはずです。

●生活の質を確保する闘い

どのような治療を求めるかということと、どのような生活を送るかということは、関連していますが、決して混同してはいけないことです。何の病気のときであれ、人は、最善の治療と治癒を第一に考えるものです。検診で癌がみつかったときや肺炎にかかったときなどは確かにそのとおりです。

ところが、慢性に経過する病気の場合には、治ってから自分の人生が始まるという考え方でいると、長い間「病人」として生きていかなければならないことになります。病気の間も人生は進んでいます。統合失調症の場合、病気が治るまで人生の課題をすべてお預けというのではなく、常に「今ここで」できることをしていく姿勢が必要になります。そのような生活をすることは、結果として病気の回復を促進するのですが、「病気を治すために」そういう生活をするわけではありません。むしろ考え方は逆で、いくら努力しても、ある時点では、それ以上はよくならないことがあると考え、自分の人生自体に目を向けることが大切だということです。そして、そのように考えて生きることが、結果的に陰性症状の改善につながり、また再発に対する抵抗力を生むことにもなるのです。

このような生き方は、病気があっても、「今ここで」できることをして楽しむという態度になり、また一方では、病気であることに甘えず、家庭の中などで、今、自分ができることを最大限行っていくという態度にもつながるでしょう。

世の中には、病気でなくても苦労することはたくさんあります。病気の人にとっては病気を治すのが最大の仕事だとしても、やはり社会や家庭の一員としてやるべきことがあります。たとえ、自分が食べた食器を台所に戻すことであっても、これは、そのときにその人にできる立派な役割です。そういうことをみつけて続けていくことこそが大切なのです。

つまり、できないことに挑戦するのではなく、できる範囲で頑張るという姿勢が大事なのです。「できる」「できない」というのは相対的なことで、たとえば〝ひとりで外出できない〟人も、〝家族となら外出できる〟かもしれません。もしそうであれば、家族に同伴してもらうことで、目的である外出を実現させるべきです。「できる」ことだけを前向きに続けているうちに、往々にして「できる」ことの範囲が広がっていきます。決して焦らず、だからといって甘えず、自分らしい人生を送ることが大切です。

自分らしい人生とは、人それぞれです。基本的には、誰にとっても「家族から物心両面で自立すること」「家の外での出会いや、活動できることを増やすこと」「人のため何らかの役割をもつこと」などがその方向性になるでしょう。

かつて私が見学したアメリカ・カリフォルニアの「ヴィレッジ」という精神保健施設では、人間にとって基本的なことは「愛すること」と「仕事」であると言われました。少しストレート過ぎる表現ですが、要するに、ほかの人と理解し合える関係をもち、社会のなかに自分の価値を見出すということだと私は理解しています。

しかし、大げさなことは必要なく、「今、自分は何ができるか」「今日、何をして楽しんだか」「昨日と今日はどこが違っていたか」といったことを考えていくと、少しずつ自分らしさをとり戻すことができると思います。これが「生活の質を確保する闘い」です。家族や周囲にいる人も、そのような視点で患者さんができることをみつけ、本人ができないことを実現するちょっとしたお手伝いをしていただければと思います。

●社会(こころのバリアー)との闘い

残念なことに、統合失調症などの精神疾患にかかった人を身近に知らない人は、「怖い」「何を考えているのかわからない」などといった印象をもつことが少なくありません。精神障害者のための施設をつくろうとしたとき、近隣から建設に反対する運動が起こることも決してまれではないと聞きます。また、退院した患者さんがアパートを借りようとしたら、精神科病院に入院していたことを理由に断られたという話も聞きます。精神保健の関係者に対するある調査では、約9割が「精神障害者は差別されている」と回答しています。

このような社会の無理解のため、家族のなかには、「家に患者がいることが近所に知れると家族の恥だから、外出は夜になってからするように」と患者さんの外出を制限しようとした方もいます。また、発病を機に、それまでの交友関係を絶ってしまったという患者さんもいます。

しかし、精神疾患のために、ただでさえ社会活動が制限されているうえ、外出や交友関係まで制限してしまったとしたら、さらに社会とのパイプが細くなってしまいます。こうした状態が長引くと、ほとんど家にひきこもり、新しい経験を積むことができないまま年齢を重ねていくことにもなります。

かつて、私が患者さんたちと外出したとき、缶コーヒーの自動販売機の使い方がわからない人や、駅でタッチパネルを使って切符を買うときにとまどっている人がいました。社会で暮らしている人がいつも何げなく行っていることですら、長い間には大きな困難となってしまうことがあるのです。このような状態では、街に出ても楽しめず、家や病院に閉じこもっていたいという気持ちがますます強まるのではないでしょうか。

精神障害者に対する社会の無理解をなくすためには、さまざまなことが必要とされます。関係者が差別を禁止する法律をつくったり、精神障害者への理解を深めるためのキャンペーンを行ったりすることもそのひとつです。今日では、精神保健の施策を検討する国や自治体の検討委員会に、精神障害者がメンバーとして参加することが普通になっています。

また、このようなこととは別に、患者さんや家族がしなければならないことがあります。それは、できるだけ精神障害であることを隠さないで生きるという姿勢です。

かつて、車椅子で外出するということは、今よりずっと勇気がいることだったようです。しかし、今日では、車椅子の人を街でみかけるのは当たり前のようになっています。もちろん、わざわざ精神障害者であることを強調する必要はまったくありませんが、自分のやりたいことがあれば昼間から外出し、顔見知りの人に会ったら挨拶をすればいいのです。もしわからないことがあったら、まわりの人にたずねれば何とかなります。

私の知っている患者さんたちは、仲間でボウリングに行ったとき、精神障害者保健福祉手帳を出して割引をしてもらっているようです。割引は、手帳を持っている人の権利なのですから、その権利を行使するのは考えてみれば当然のことです。「社会（こころのバリアー）との闘い」とは、このようなことを、できることからひとつずつ積み重ねていくことです。

●自分との闘い

もしかしたら重要性がいちばん高いかもしれないのが「自分との闘い」です。

統合失調症の治療を受けている間には、いろいろなことが起こり得ます。発病後、軽快したのもつかの間、再発して失職し、また奮起しても同じような経過を繰り返す、といった経験をもつ人が少なくありません。

そうしたひとつひとつのことが影響し、そのうちに自分に自信をなくし、人を信用できなくなり、もうどうにでもなれと投げやりな気持ちになる人がいるかもしれません。病気になったのは誰の責任でもないのですが、なかには家族を責めたり、家族に極端に依存するようになる人も出てきます。自分の思いどおりにならないことに怒りをおぼえ、家の中で暴力を振るったりするのは、必ずしも病気の本来の症状とはいえず、決して許されるものではありません。

また、家にこもっているうちに、昼夜逆転の生活になる人がいます。楽しみは喫煙くらいで、気がつくと〝たばこ中毒〟といわれるほどのヘビースモーカーになっていたという話も聞きます。また本来、抗精神病薬の副作用で肥満になりやすいところに、運動不足や甘いものの摂り過ぎなどが加わって体重がかなり増えたり、歯を磨くのがおっくうになり虫歯がたくさんできてしまったという人もいます。

このようなことは、人を避けて家に閉じこもっていると、多かれ少なかれ誰にでも起こり得ます。しかも、その結果、ますます外出を負担に感じるようになるなどの悪循環が起こってきます。このようなことを少しでも防ぐことが「自分との闘い」です。

その対処の仕方は、「生活の質を確保する闘い」や「社会（こころのバリアー）との闘い」の項で述べたとおりですが、特に2つの心構えを強調しておきたいと思います。

まず第一は、自分に対して「この病気に負けない」と言い聞かせることです。病気から回復した人たちについての研究によると、「希望を失わないこと」、「自分を信じることができたこと」を回復の一番の要因として挙げた人が多くいました。ここで強調したいのは、「人に助けを求めることができる力」の重要性です。社会では、自分ができないことは、人に聞いたり、手伝ってもらったりするのは当たり前のことです。それは統合失調症の患者さんも同じです。できることは自分でやり、できないことは人に頼むこと、これはむしろ力がなければできないことです。あえて言えば、「弱さ」を認めることは「強さ」なのです。

排泄もままならないほどからだの自由を奪われていたある身体障害者が、親の反対にも負けずアパートでひとり暮らしを始めました。そのようなことが実現できたのは、足りないところを助けてもらうように何十人もの支援者に頼んだからだそうです。これは言うは易く、行うのはなかなか難しいことではありますが、不可能ではないはずです。

第二の心構えは、人との出会いを大切にすることです。先に触れた研究では、回復した人は異口同音に、療養の経過中に自分を信じ、支えてくれた人の存在が回復にとってとても大きな要因であったと述べています。それが誰かはさまざまで、家族であったり、主治医であったり、友人であったり、同じ病気の患者さんであったりします。人との出会いは、運命に左右されるところがあります。それは否定しませんが、自分ができることは行い、できないことを助けてもらうという心構えで生きていけば、必ずどこかでそのような人との出会いを経験することができるのではないでしょうか。「自分との闘い」とは、このような出会いを信じて、焦らず、あきらめずに療養を続けていくことなのです。

統合失調症からの回復

先に述べた「6つの闘い」をまとめたのが、図8です。病気になるとさまざまな問題が生じてきて、しかもそれらが互いに関係している様子を示しています。つまり、病気の過程でどこかに支障が出ると、それがいろいろなところに波及し、病気の回復を遅らせる可能性があるのです（悪循環）。

逆に、図9に示すように、たとえ病気の症状や副作用などが改善しなくとも、たとえば人生に対して前向きな姿勢になること、十分な社会参加を実現することなどがきっかけとなって、よい効果がほかのさまざまな要素に波及していく可能性もあります（良循環）。

もちろん、社会参加をしたら、精神症状がただちに改善するわけではありませんが、悪循環の波及をどこかでブロックすればそれ以上は悪化せず、悪化しなくなれば、普通に治療を続けているかぎり病気は徐々に快方に向かうものです。そのことを信じて、できることからひとつずつ課題を克服していくことが、長い目でみたときにいちばん効果を発揮すると考えられます。

こうした良循環が起こりやすくなるためには、とりあえずどのような状態が目安となるか、表11に示

図 8　精神の病気とともに社会で生きること(1)——悪循環

生きがいに対する悩み
↓
不十分な社会参加
↓
生活を送るうえでの支障の増大（作業，対人関係など）
↓
薬の副作用の増加（手のふるえ，便秘など）
↓
生活習慣の問題の深刻化（肥満，喫煙，飲酒など）
↓
精神症状の悪化

図 9　精神の病気とともに社会で生きること(2)——良循環

人生に前向きな姿勢
↓
十分な社会参加
↓
生活を送るうえでの支障の軽減（作業，対人関係など）
↓
薬の副作用の減少
↓
生活習慣の問題の改善
↓
精神症状の軽快

表 11　回復に向けた目安

- □病名を知っている.
- □自分なりの人生設計をもっている.
- □家の中での役割をもっている.
- □家の外に，病院以外に定期的に通うところがある.
- □親しく話せる友人が 2 人以上いる.
- □親やきょうだいと仲がよい.
- □主治医か精神保健の専門家のなかに信頼感をもって接することができる人がいる.
- □自分の貯金をもっている.
- □自分のことを悪く言わない.

しておきます。これらの項目のひとつひとつはいわば当たり前のことですが、だからといって簡単に実現するとはかぎりません。むしろ、これらの項目をすべて可能にすることはかなり困難でしょう。ですから、ひとつでも2つでももてるようになればとりあえずいいのです。そこからきっといい方向へ歯車が動き出すと思います。

病気が完全に治らなくても、精神的に〝健やか〟に生きることは可能です。それは、前向きな気持ちになり、もてる力を発揮して、足りない部分は支援を受けながら社会参加していくような生き方です。病気に由来する制約は少なくないかもしれませんが、治そうと焦って悪循環に陥るのではなく、病気と正しく付き合いながら、生活を楽しみ、気がついたら病気もよくなっていた、というような療養が回復のいちばんの早道だと思われます。

体験者に学ぶ

闘病のつらさやコツは体験者にしかわからないことが数多くあります。専門家も含め、周囲は体験者の声に耳を傾ける必要があります。

次に紹介するのは、回復した当事者のHさん（男性）、Iさん（男性）、Jさん（女性）（いずれも30代）と、家族（HさんとIさんの母親）にインタビューした記録から再構成したものです。紙面の都合で短くまとめていますが、それでも貴重な示唆にあふれていると思います。

★発病のころ

Iさん…幻聴が聞こえ出したのは働き始めた4～5年後。そのときは、会社をやめたら幻聴も消えたので、精神病だとはまったく思いませんでした。また働こうと次の会社へ入社し、そこでもまた幻聴が出ました。実際に存在する同僚の声が聞こえ、まわりの人から陰口をたたかれているのではないかと被害妄想をおぼえ、結局は退社してしまいました。ところが、今度は幻聴が消えなかったのです。以前は同僚の声でしたが、電車に乗っていても聞こえるようになりました。自分のことをまわりの全部の人が知っているなんてあり得ないと思いましたが、周囲には黙っていました。これは、病院で治療を受けなくても、また働けるようになると思っていたからです。しかし、実際に失業保険も切れ、幻聴もとれないし、親に勧められて仕方なくクリニックへ行きました。

Jさん…私は、父と伯母に育てられました。父の死後、18歳のとき、クラスの人が待っていると思い込み、朝早く起きて、駅のベンチにずっと座っていたことがあります。そのときは、そばにいた男の人に「どうしたの？　顔色悪いよ」と言われ、はっと気づいて家に戻りました。高校卒業後、就職しましたが、すぐにやめてしまいました。その前後くらいに、クラスの人の声（幻聴）が聞こえてきて、夜の公園を歩きまわるようになりました。伯母は心配し、私が出かけないように玄関に寝ていました。でも私がまた外へ出かけようとしたので、救急車で精神科病院へ入院することになりました。

★病名を知ったころ

Hさん…入院したときは、自分が病気だという病識はありませんでした。5か月間の入院中に隔離室で拘束されたのを機に病識を徐々にもち始めました。退院のめどがつくころには幻聴は残りましたが、被害妄想は消えていました。退院の直前、年金の書類を記入する際に病名を初めて知りました。入院中も勉強会があったので、病気の症状や治療の内容を学ぶ機会があり、そのなかで統合失調症かなという気がうすうすありました。

Iさん…クリニックに行って半年ほどしたころ、デイケアに通うための診断書を見て初めて病名を知りました。それまでは、主治医から病気や病名を聞いたことはありませんでした。僕の場合、病名がある病気なんだと自覚をもてたことはかえってよかったと思います。どちらかというと、病気だとわかってホッとしました。そのころは、自分は病気というより能力が足りないと思い込んでいたからです。

★陽性症状がおさまってから

Jさん…退院後は、伯母同伴で通院していました。そのころは人と話すのが苦手で、最初は主治医ともあまり話しませんでした。でも私だけが診察室に入るようになってからは、かえってずうずうしく主治医と話すようになったほどです。退院直後は、食べては寝る生活でした。でも気力は出ません。家にこもりがちなので、伯母が公園へ散歩に連れ出してくれたり、買い物に一緒に出かけたりしていました。このように、伯母が外へ引っ張り出してくれたことはよかったと思います。伯母からすれば、私が退院したてのころは顔つきや歩き方が普通ではないので、近所の人の手前、私の姿をみせるのはつらかったと思うのですが、それを顔に出したことはありませんでした。

Hさん…退院後は、母との2人暮らしが始まりました。部屋にこもることが多く、当初は、まわりに統合失調症と思われたくないという気持ちが強くありました。

Iさん…自分の部屋でひきこもる生活が続きました。交遊関係もあまりなく、学生時代の友人とも疎遠になりました。その後、週に2回くらいデイケアへ通うようになりました。でも、プログラム自体が自分にあまり合わず、午前のプログラムが終わり、午後のプログラムが始まる前に人と雑談するのが嫌で、午後は参加せずに帰ってきたりしていました。自分に自信がないから人から何かを言われるのが嫌だったのです。

★その後の経過

Jさん…18歳から作業療法、20歳からデイケアへ行きました。参加したことはよかったと思います。デイケアを卒業したあとは働く自信がなく、地元の老人ホームでお茶入れのボランティアをしました。23歳のとき、ある社会復帰施設を利用するようになり、仲間づくりのためのグループ活動などを1年くらい経験しました。そして、24歳のときからグループホームで暮らし始めました。それまでは、食事の支度などをはじめ身のまわりのことを全部、伯母に頼っていましたが、自分で家事をするようになりました。でも、具合が悪くなったときはからだが動けなくなり、伯母に電話して来てもらっていました。最近ではやっと普通の生活ができるようになりましたが、ストレスがかかりやすいし、規則的に働くのは無理だと思います。年金をもらっていますが、これからは貯蓄もしていかないといけないなと思っています。伯母が亡くなったあとの不安はあまりありません。伯母とは本当の親子ではないし、普通の親子とは気のつかい方も違うと思います。伯母は今でもたまに「ホントの子でないから病気になったと思われるのが嫌」と言います。伯母とはよくけんかもしましたが、伯母がいなかったら施設に入れられっぱなしだったでしょうし、私は恵まれていたと思います。

Iさん…幻聴が消えたあと、いちばんひどい時期には自殺したいと考えていました。幻聴があるときは、興奮状態にあるわけです。ですから変な話ですが、少しおもしろく感じるのです。刺激的というか、緊張しているわけです。ところが幻聴が消えると無気力になり、自分は何もできない、この歳になってどうするんだ、これから生きていけないと思う気持ちが強まりました。「死にたい」と言うと、母は何も言わず泣いていました。それを解決してくれたのはデイケアの職員さんで、近所の作業所を紹介してくれました。最初はあまり行きたくありませんでしたが、そのうちだんだんつらさが薄らいでいきました。パソコンを使う仕事があり、最初からうまくできたわけではありませんが、まわりの人たちに助けられて少しずつ仕事を覚え、自信も少しついてきました。まわりにも、病気を抱えながら結構元気な人がいました。そういう人たちとかかわっていて居心地がよかったのです。また、家族会の当事者向けの行事に参加してみたら、しゃべらないで、ほとんど人の話を聞いている参加者もいました。その様子をみてから、こういう姿勢でもいいのかな、と思えるようになってきました。今でも人付き合いが本当にうまくなったのかどうかはわからないのですが、知り合った人たちに慣れたことは確かです。こうした経験を経て、最近、就職したところです。

Hさん…リハビリについて。最初は保健所のソーシャルクラブへ週に1回行きました。10人くらいの当事者の集まりでした。それからデイケアを利用することにし、パソコンの勉強などをしました。集中力をつける目的で行ったのですが、就職活動の武器になるくらい役立ちました。デイケアでの活動は大きな意味がありました。妻ともデイケアで知り合いました。当事者はここまで回復するんだよと社会に訴えたい気持ちもあり、私がリーダーとなって、デイケアで出会った人たちとバンドを結成しました。スタジオの予約、お金の管理、演奏依頼の対応まで、メンバーで役割分担をして活動していました。デイケアを卒業後、ある福祉工場で2年間働きました。そのあとはオペレーターとして勤務したこともありますが、職場の環境がよくなくてやめました。今は、パソコンを使って家で求職活動をしており、ハローワークにも通っています。妻に対しては、私がぼけっとしている時間をつくらせてほしいと思っています。誰からも何も言われないひとりきりの時間がほしいのです。そのなかで自分の病気や状態を自己判断し、その次の一手を考えたいと思うのです。

★回復過程で変わったこと

Jさん…私が変われたのは、まわりの人の力が大きかったと思います。初めのころ、伯母と一緒にいれば安心なのでどこへでも行けました。作業所で働いていたとき、たまたま出会った人から「歌は好き?」と誘われ、歌を習い始めました。現在のクリニックに移るときも、以前、作業療法の担当だった職員さんが親身に相談に乗ってくれました。その職員さんは、担当でなくなってからも一緒に昼ご飯を食べてくれたり、今も交流が続いています。ポイントポイントでいい人に出会えたと思っています。

Iさん…以前は、自分のことは自分ひとりで決めていたのですが、今では誰かの意見に耳を貸すようになりました。専門家のなかには「これだけできれば十分」などと考える人もいますが、自分では納得できない場合などは、いろいろな人の意見を聞いてみたいと思うようになりました。

Hさん…発病の当時は、被害妄想のストレスなどが原因で、自分の活動範囲が精神的にも物理的にもどんどん狭くなっていきました。それがデイケアで回復のよい人たちと出会い、さまざまなプログラムに参加しているうちに活動範囲が広がり、自信につながっていったと思います。今でも、デイケアで始めたバンド活動を続けていて、デイケアの担当医だった先生に仲間との接し方などをメールで相談しています。最近では、当事者同士のネット上での伝言板サイトにも参加していますし、アメリカへバンドの演奏旅行に出かけたりしました。自分の活動が広がったり、仲間ができたり、病気になってから得たものも大きいです。自分の障害がみえてきてからは、勉強を怠らず、一生をかけて一人前の人間になろうという気持ちになりました。

★家族として

Hさん母…病名を聞いてから、私はこの病気について夢中で勉強しました。主治医にもいろいろ質問しました。息子が入院してすぐに当時の全家連（全国精神障害者家族会連合会）に電話し、相談しました。セミナーや家族会にも参加しました。高ＥＥ（114ページ参照）のことを知り、息子への接し方も勉強しました。頭ごなしに本人に言わないようにして、まずは聞くようにしました。来客があると、息子が玄関先まで出て来るのですが、追い返さずに一緒にお客さんに応対しました。子どもって、家に誰か来ると、玄関に出て来るじゃないですか。あ、これが病気の特徴のひとつである子どもがえりなんだとわかったからです。でも最初は、息子が夜中に水を飲みに起きると、私も目が覚めてしまうといった「巻き込まれ」の状態でした。息子から無理な要求をされたこともあります。アパートでひとり暮らしをしたいと言われたときには、独立は無理ということをまず本人が判断する必要があると思い、独立するためには何が必要かということを息子と一緒にノートに書き出してみました。家賃や家具などの費用を具体的に書き出し、それができるようになったらしてもいいよと言いました。そんなふうに対応できるのは、「本人を否定しない」方法を勉強したおかげです。数年前、私は体調を崩し、1年間ほど入院しました。このとき、私は気分が落ち込み、足が動かなくなったら人生も終わりと心身ともにボロボロでした。息子は、私の洗濯物まで病院へ届けてくれ、私の気持ちをよく聞いてくれました。自分の息子を自慢するようですが、これはなかなかできないことだと思いました。そのとき、信頼して任せることが大事なんだと改めて気づきました。息子が結婚したあとは、基本的に夫婦2人でうまくやっているようですが、独身のころは好き放題できていたのが制約されることも出てきます。息子は、自分以外の人をすごく大切にするのですが、それが負担になっているのではないかとちょっと心配です。体調を崩さないでほしいと願っています。

Iさん母…最初、息子は病気を認めませんし、私たち家族も精神の病だとは思わず様子がわかりませんでした。食事は家族と一緒に摂るのですが、はすを向いてまともにこちらを向こうとしません。さっと食べて自分の部屋に行ってゴロゴロしています。私は落ち込んで、自分の育て方やかかわり方が悪かったのではないかと思い悩み、死（自殺）を考えるまでになりました。元来、私は健康でしたが、救急車で運ばれたこともありました。それまでいろいろな趣味の稽古をしていましたが、みなやめてしまいました。息子の病気については、親しい人を除けば近所の人にもあまり話せません。病気と知ってから家族会に入り、みなさんの話を聞いて癒されました。最初は息子に対してどう接すればよいのかわからず、無気力な息子によかれと思って、家族会の当事者向けの音楽教室へ無理に連れて行ったりしました。息子はほかの人たちと話すことを嫌がり、終了後のお茶会などでその日の感想などを述べ合う場になると帰ってしまう状態でした。でも、時間はかかりましたが、それがきっかけのひとつとなり少しずつ変わっていきました。息子は、病気になる前は、ものの考え方が比較的自分本位でした。しかし、病気になってからは多くの人との交流ができ、ものの見方がだいぶ変わりました。病気にならずにそのままだったら、自分本意な考え方でつっぱしっていたのではないかと思います。今では、息子は、兄からパソコンの操作を教えてもらうことも多く、共通の話題もできたようです。兄と弟が互いに相手のよさを認め合っているようです。多くの家族の方は、親が死んだあとのことを心配しておられるようですが、ここまでやってこれたんだから、私たちがいなくなってもどうにかなるんじゃないかな、と思っています。

第7章　統合失調症を生きる

慢性期の患者さんの特徴

統合失調症を発症し、急性期がおさまると消耗期、回復期を経て改善していきます。しかし、何回か再発を繰り返すと回復が遅れ、幻覚や妄想が出没し、生活のしづらさが続くことが少なくありません。こうした時期を「慢性期」といいます。最初に、慢性期の統合失調症の患者さんを3つのタイプに分けて紹介します。いずれも精神科病院に1年以上入院している40歳前後の架空の患者さんです。

aさんは、いつもちょっと緊張した感じで、人とあまり会話をしません。いつも電波や神様の声と交流していると言います。aさんはそれらが命令することに逆らうと悪いことが起こると言って、食事を摂らなかったり、わざと左右違う靴をはいて歩いたりしています。このような言動は、幻覚や妄想が持続していることを意味します。aさんは入院以来、いろいろな抗精神病薬を処方されてきましたが、どの薬を用いても幻覚や妄想が消えない状態で経過しています。

bさんは、とても如才ないのですが、ものごとをきちんとしないと気がすまないところがある男性です。この方が退院できない理由は2つあります。ひとつは、普段は幻覚や妄想を口にすることはないのですが、入院したばかりの患者さんに「あんたは俺のことをスパイしに来たのではないか」と聞くため、時々トラブルになります。bさんがそのようなことを気にするのは、発症当時、興信所の人（探偵）が自分のことを調べて回っているという妄想を経験したことにさかのぼります。bさんは今でも初対面の人に対して、そのことを確認しないといられません。bさんが入院を続けているもうひとつの理由は、大量の下剤を使用して、夜中に下痢のような軟便が出て初めて安心し、もうひと眠りするという習慣にあります。bさんは、以前、主治医から「毎日便が出ないと腸閉塞になる」と言われたことが頭に残って、早く確実に便を出して安心したい気持ちからそのような行動をとるのです。bさんの特徴は、小さなストレスで幻覚や妄想が一時的に再燃することと、過去のつらかった体験を避けたいという気持ちが強く、特定のことに過剰に反応することにあります。

cさんは、長期間、病棟内で落ち着いて過ごしています。自分から積極的に行動することはあまりないものの、看護師の指示や助言には不満も言わず、従っています。cさんの入院が長引いているのは、cさんが「一生入院している」と言って譲らないためです。単独で自由に外出し、外食なども不自由なくしているので、周囲は退院可能と思うのですが、本人は退院の話が出ないよう、外泊は決してしようとしません。cさんの特徴は、幻覚や妄想などの症状はなくなっており、退院に向けて明確な困難があるようにはみえないのに、退院して新しい生活をすることを回避する姿勢が強いことです。cさんのような人は、これまで「社会的入院患者」と呼ばれ、もう治っているのだから退院できるはずと思われてきました。

精神科病院に長く入院している人は、aさん、bさん、cさんのいずれかのタイプと考えられます。以下、これらの患者さんに対する治療について説明してみたいと思います。

幻覚や妄想が持続する場合

ａさんのように幻覚や妄想が持続する状態は、発症時から出現するのではなく、再発後に起こってくることが多いものです。つまり、発症時の治療の結果、幻覚や妄想が消失していた人が、再発によって再び幻覚や妄想が活発になると、以前効いた薬でも思うように効かなくなり、量を増やしたり、種類を変えたりしても、最初のように改善しない状態にとどまることがあるのです。このようなことが生じるのは、幻覚や妄想に関して、脳が「逆耐性現象」を示すことが関係するのではないかと考えられます。「耐性」という言葉は、同じ反応を得るためにより強い刺激を必要とすることを指しますが、「逆耐性」とは、前より軽度の刺激でその状態が出現しやすくなることです。こうした特徴のために、ひとたび幻覚・妄想状態に陥ると、統合失調症では症状が再発しやすい状態が持続し、不幸にして再発が繰り返されて薬が効きにくくなる傾向が強くなっていくと考えられます。統合失調症では、油断せずに再発予防に努めることが重要な理由がここにあります。

さて、一般に、さまざまな治療を行っても回復しない場合を「治療抵抗性」といいます。治療抵抗性の基準は時代によって変化しますが、目下のところ、副作用などのために薬を服用できない場合を除き、「非定型抗精神病薬も含め2種類以上の抗精神病薬をクロルプロマジン換算1日600mg以上、4週間以上投与しても、反応がみられない場合」とされます。統合失調症と診断され、この基準に該当する方は2割から3割存在するといわれ、統合失調症治療の大きな課題となってきました。国は現在、精神科病院に長期間入院している患者さんを「重度かつ慢性」という概念でとらえ、対策を検討していますが、このなかに、治療抵抗性の方がかなり含まれていることが考えられます。

治療抵抗性の統合失調症の治療の切り札のひとつと期待されているのが、クロザピンによる治療です。クロザピンは、ほかの抗精神病薬よりも治療抵抗性の統合失調症に対する有効性が高いことが実証されている薬です。この薬は、すでに１９６０年代に最初の第2世代抗精神病薬として開発されていましたが、無顆粒球症という副作用が生じることがあるため、長く日本では認可されてきませんでした。無顆粒球症とは、感染予防に重要な役割を担っている好中球という白血球の成分が極端に減少する状態を指します。無顆粒球症の状態では、軽い細菌感染症が重症化し、死亡する危険が生じます。こうしたこともあり、日本では２００９年になって、ようやく治療薬として認可（商品名クロザリル）されました。

その際、クロザピンが使用できるのは、この薬の使用に関して登録された医療機関にかぎられ、この薬の使用に関して研修などを受け、登録された主治医のもとで、原則として使用開始後18週間入院し、毎週血液検査を受けることなどが条件として示されました。

クロザリルの説明文書によると、２００９年の導入以来、すでに５０００人を超える患者さんがこの薬を処方され、無顆粒球症は約1％に出現しましたが、２０１５年現在では死亡例はないとのことです。効果について、179人の患者さんを治療した木田ら（２０１７）は、2年までのクロザピン継続率は8割近くに達し、ＢＰＲＳという精神症状評価尺度（数字が大きいほど重症であることを示す指標）でみると、その総点の平均値は、投与開始時61・1から24か月後30・9まで低下し、治療期間が長いほど効果が高くなると報告しています。

最近、身内の方が長く入院されている家族会の会員さんなどから「病院から、クロザピンの治療を勧められたが、どう考えたらよいか」というご相談をいただきます。クロザピンを使用するためには使用できる病院に転院することになる場合が多いのですが、私は、同じ医療機関で何年も治療を受けて、それでも退院できないでいるのであれば、クロザピンによる治療を受けるほうが改善の可能性が高くなることが多いのではないかとお伝えしています。

以下に、実際に利用された方の経過を紹介します。

［事例］　現在30代後半のKさん（女性）は、10代で統合失調症を発病し、発症後約15年経過しています。入院を何回か繰り返しているうちに薬が増えていました。数年前に幻覚や妄想が活発になり、入院を余儀なくされ、入院後、1日に服用する薬の量が倍近くになりました。それでもあまり効果がないまま経過し、病院からは、これ以上、抗精神病薬を使うこともできず、残された手段はクロザピンによる治療しかないので、転院して治療を受けることを勧められました。家族としては、藁《わら》にもすがる思いで、Kさんを治療できる病院に転院させました。転院後、クロザピンの投与による治療が始まりました。毎週採血をして白血球数を確認しながら投与し、最も多いときには1日600㎎処方されました。約半年後、家族の目には効果はわずかのようにみえましたが、病院から退院が可能と説明され、退院となりました。その後、Kさんは5年半近く外来通院し、1日400㎎のクロザピンの服用を続けています。症状は悪化こそしていませんが、幻聴・妄想に加え、認知機能の障害も残っています。医師からはデイケアの利用を勧められていますが、まだ利用できていません。

家族は、このままの治療でよいのか心配されて私のもとへ相談に来られたのですが、症状は残っていても、5年近く入院せずに経過しているのはクロザピンの効果と考えてよいのではないでしょうかと答えました。Kさんの場合、処方の変更ではなく、デイケアへの参加を次の課題としていただくのがいいと思われます。

日常生活にあらわれる調子の波

統合失調症に罹患してから経過が長くなると、ストレスに弱い患者さんが多くなる印象を受けます。本章で紹介したbさんのような行動は、程度の差こそあれ、多くの患者さんに認められます。たとえば、私が以前、病棟の担当をしていたとき、数日後に迫った病棟行事のバスハイクに「行かない」と言ったり、「やっぱり行く」と言ったり、ひんぱんにナースステーションを訪れるので、看護師から「当日の朝に決めればいいから」と言われている患者さんがいました。また、入浴時間のはるか前から浴室の前に座って待っている患者さんが何人かいました。外来には、朝かなり早くから待っている患者さんも少なくありません。こうした方々は、いつもと少し違うことをするとき、ほかのことが手につかなくなり、過剰な反応や、「待てないから待っている」というような矛盾した行動をとると理解されます。

調子の波が、幻覚や妄想となってあらわれる場合もあります。私が医師になりたてのころ、あるお母さんから、患者さんが「天井に向かって大きな声を出している」という電話を受けました。患者さんは、天井裏にある隠しマイクを通して、自分の情報が外に洩れると信じており、落ち着きをなくしていたようです。翌日診察する予定だったので、私は「注意しておきます」と言って電話を切りました。その患者さんは、外来で家での様子などをくわしく話したがらなく、いつも「大丈夫です」「変化ないです」と言って診察を終わらせようとします。私は、家での様子を何とか本人から聞き出し、「大きな声は出さないように」と注意しました。その日の午後、お母さんから「病院から帰ってきたら、昨日より大きな声で何か言っている。ちゃんと注意してください」というお叱りの電話がありました。私はその電話を受けて、患者さんの行動が少しわかったような気がしました。つまり、本人は、翌日の外来診察を控えて、主治医から注意されることへの不安から一時的に落ち着かなくなって声を出していたのです。私は、そうと知らずに患者さんがおそれていた注意をしてしまったため、受診後も不安がおさまらず、帰宅後また大声を出してしまったのでした。その後、その患者さんに対し、悪いところを指摘して変えていただくことより、いいところをみつけて「今のままで大丈夫」というメッセージを伝えることを心がけました。後日お会いしたお母さんは、「このごろ、先生がよく注意してくれるので、息子は落ち着いています」とおっしゃいました。実は、患者さんは私が注意したから落ち着いているのではなく、注意しなかったから落ち着いていたというのが真実に近いのです。

かつて、「うちの子は毎日再発しています」とおっしゃった家族がいました。この家族は、この項で述べている「小さな調子の波」のことを「再発」とおっしゃったのだと思います。実際には、「小さな調子の波」は、再発そのものではなく、休息し、ストレスになっていたことが除かれれば早々におさまるごく短時間の動揺です。処方などを変更せざるを得ない再発は、「小さな調子の波」が解消されず、そのことをきっかけとして、周囲との関係が悪化したりすることで起こってくると考えられます。

私は、患者さんのいつもと違う過剰な反応や幻覚・妄想の言動に接したとき、「この患者さんは、どのような理由で、今、私の前で、このような状態にあるのだろうか」と自問し、患者さんの話に耳を傾け、何が気になっているのかを確かめるようにしています。そうすると、「明日○○しなければならないことが心配」「○○さんから注意されたことで動揺している」「○○さんに何かお願いごとがあるが、どう言ったらいいのかわからない」といったことが明らかになります。患者さんの心配ごとは、専門家でなくても解決できることが多いものです。逆に本当に再発してしまったら、専門家でもすぐに元に戻すことはできなくなります。ですから、患者さんの小さな困りごとにていねいに対応することがとても大切です。多くの場合、患者さんは、以前にも同様の困りごとを経験していることが多いものです。私は、まず「その困りごとを以前どのように解決しましたか」と質問し、患者さんが解決できる方法を検討しています。

また、最近、患者さん自身が自分の「小さな調子の波」について理解し、予想される波に対してあらかじめ自分自身の対応法をつくっておく「元気回復行動プラン」（英語の頭文字を取ってＷＲＡＰと呼ばれます）が注目されています。解説書が出ており、各地域で当事者向けの研修会も行われるようになってきましたので、関心がある方はぜひ調べてみてください。

Q&A

Q 統合失調症を対話で治療する「オープンダイアログ」とはどのような治療法ですか？

A オープンダイアログは、フィンランドで開発された「対話の力で、薬物をほとんど使わずに統合失調症を治す」とされる治療法です。オープンダイアログが、活発な幻覚や妄想を治す効果があるかどうかは議論があるところですが、この項で紹介してきたように、患者さんの示す「小さな調子の波」に対して、対話によるていねいな対応は非常に有効であり、その結果は再発予防につながると考えられます。そういう意味で、患者さんとの対話を通じた良好な関係を築いていくことは、よくするというより、悪くしないためにまず重要であるといえます。

二次的に生じてくる症状や行動

統合失調症の経過のなかで、ストレスを回避するためにとっていた言動が日常的に繰り返され、習慣化してしまうということが生じます。本章で紹介したbさんが腸閉塞になることをおそれ、過剰に下剤を服用するような行動がそれに当たります。患者さんのこうした言動は、統合失調症と診断された当初には存在していなかったもので、いわば経過中に二次的に生じた症状や行動です。しかし、在宅などで患者さんが日常生活のストレスに対処しているうちにできあがる、こうした症状や行動こそが、その患者さんの最も目立つ特徴となることもあります。以下の2事例を比較してみてください。

〈統合失調症の経過中にあらわれる通常のひきこもり〉

退院後、通院は何とかひとりでしていますが、それ以外は定期的に通う場所はまだありません。夜は午後11時には床につき、朝は午前9時ごろまでに起床し、朝食を摂り、その後は新聞を読むなどして午前中を過ごし、家族の依頼があれば簡単な手伝いをします。ひとりで外出することに不安を訴えるので、家族が一緒に買い物に出かけています。しかし、外出したあと、翌日まで疲れが残ると言います。月1回のボランティアの訪問を楽しみにしており、時には一緒に散歩に出ます。家族には、いつかはデイケアか地域活動支援センターに通いたいと話しています。

〈ひきこもりの経過中に二次的な症状や行動が目立つ〉

20歳で発病し、一度入院しましたが、20代後半からは、地域活動支援センターや就労継続支援B型作

表12　統合失調症の人に生じる可能性のある二次的な課題

● たばこの本数の増加
● 昼夜逆転の生活，ひきこもり
● 家族との関係悪化，家庭内暴力
● 金銭管理の問題
● 処方された薬物に対する依存
● 多飲水（水中毒）

など

業所へ通所していました。しかし、対人関係でうまくいかないと言って半年前から通所しなくなり、現在ひきこもり状態にあります。幻聴・妄想に基づいた迷惑行為はありませんが、ひとり言を言ったり、笑ったりしていることがあります。睡眠は浅く、生活リズムが崩れ、昼夜逆転の日が多くなっています。買い物は自分が必要なときだけ行き、家族が頼んでも行ってくれません。たばこの本数が増え、運動せずにたくさん食べるので、かなり体重が増え、水分の摂取も増えています。服薬は副作用を気にして不規則になっています。病院にはひとりで行くと言い、家での状態をちゃんと伝えていないようです。家族の注意は聞かず、強く言うと怒り出すので、家族は入院させて規則正しい生活をとり戻させたいと思っていますが、主治医に相談してもなかなか入院に結びつきません。

前の事例を「回復途上のひきこもり」、あとの事例は「回復が遠のくひきこもり」と呼びます。「回復が遠のくひきこもり」の事例では、表12で挙げたような、さまざまな二次的な症状や行動が生じています。

「回復が遠のくひきこもり」は一夜にしてなるものではなく、気づいたらなっていたというのが家族の実感でしょう。ここで問題になっている症状や行動は統合失調症本来のものではなく、原則として薬で対処すべきものではありません。そうしたことから、主治医に訴えても、入院治療の対象ではないと言われてしまうことが少なくないと思います。

こうした二次的な症状や行動が生じるのは、統合失調症にかぎったことではありません。認知症の周辺症状（ＢＰＳＤ）、小児の注意欠陥・多動性障害の二次障害などといわれる症状や行動も、病気の経過中に一部の人に生じるという意味で、統合失調症の二次的な症状や行動と同様と考えられます。

精神疾患に伴う二次的な症状や行動の予防のためには、本人が自覚をもつことはもちろん、治療者や家族など周囲の支援者がかかわることが必要になります。統合失調症の場合、人と人との良好な関係のなかでの、きめ細やかで、無理のない生活指導が必要となります。具体的には、入院患者さんには在宅での生活課題を想定した支援を行い、自宅療養中の患者さんには早期から訪問看護の利用を勧めていくことが考えられます。

二次的な症状や行動の予防や、それらがすでに生じた場合に対する対応の原則は、「今より悪くしない」ことです。誰でも、現在できていることなら、それを続けることに同意してくれやすいものです。ですから、現在たばこを吸っていない人には、「たばこを吸わないように頑張ろう」と言い、すでに1日10本吸っている人には、「1日10本以上吸わないように頑張ろう」と言うのです。この「今より悪くしない」原則は、肥満になった人、昼夜逆転の傾向にある人、金づかいに問題があるとされる人などいろいろな患者さんに対して応用可能です。私は、問題を悪化させないように頑張っている人は、やがてその問題を克服することができると患者さんに説明して、理解と協力を求めています。

できそうなのに現在行っていないこと

慢性期の患者さんは、周囲から「やればできるのにやらない」とみなされがちです。本章で紹介したcさんは、病棟では症状も改善し、特に問題となる行動もないのに自ら退院できないと決めつけていました。cさんのような人は、たまたま病棟という環境下において、ストレスの影響は確認できないけれど、実はストレスにはとても弱い面を秘めていることがうかがわれます。かつて私が勤務していた精神科病院が病床削減を計画したとき、cさんのように幻覚・妄想が軽快しており、十分退院できると評価した方から優先的に退院をお願いしました。そのとき、どうしても退院に応じてくれないため、やむを得ず、実家に近い病院への転院をお願いした患者さんがいました。その患者さんは退院が決まったあと、急に調子を崩し、「脳をいじられてつらい」と言って同室の患者さんにお茶をかけるという行動を起こしました。患者さんは長年落ち着いており、そのような行動はまったく予想外でした。統合失調症に罹患後、「現実に直面する力が低下する」ことがあると先に述べましたが、私は、変化を望まない人は、変化がこれから生じると意識するだけで、病状まで悪化させることがあると改めて認識しました。

それでは、cさんのような患者さんには、退院を勧めるべきではないのでしょうか？　私は、cさんのような患者さんは、退院して十分に安定した生活を送ることができると信じています。退院の可否は、患者さん自身が退院してもうまくやれるという気持ちをもてるかどうかにかかっています。国の退院促進事業が展開されるなかでも、このことが大きな課題となりました。そして、この課題の解決には、支援者が退院してやっていけることを本人に繰り返しねばり強く説明することや、同行したピアサポーターが自らの退院にいたるまでの経験を伝えることなどがカギとなると確認されています。

もうひとつ、現在行っていないことを行っていくうえで必要なのは「その場で慣れる」ことです。このことを、退院できた患者さんの事例で説明します。

［事例］　50代のLさん（男性）は、すでに20年以上入院していました。退院できなかったのは、幻覚・妄想が出没し、特に相手の話を曲解し、被害的に受けとるなど、症状が動揺するためでした。しかし、几帳面な性格で、生活態度はきまじめでした。Lさんに対しては、退院を目指して何度も支援が行われていましたが、いずれも中断していました。うまくいかない理由は、支援が順調に推移し、退院の話が具体的になるころ、決まって落ち着かなくなることにありました。新しい環境へのストレスから、病状の悪化を繰り返していたわけです。私は、それまで生活訓練施設で外泊練習してきたことを改め、まず退院後生活するアパートを借り、調子のいいときにいつでも行けるようにしました。Lさんは約3か月間、病院との行き来を繰り返し、その間、退院後の生活に対する具体的な相談を続けたところ、大きな動揺なく退院でき、現在まで約7年間入院しないで暮らしています。

Lさんの場合、本章で紹介したcさんより「小さな調子の波」が起こりやすい方でしたが、本人が退院意欲を失わなかったことに加え、退院に向けた不安や緊張をやわらげるために、退院後に住む予定の場所を確保し、そこでの生活に慣れてもらったことで退院を実現できました。Lさんの経過を振り返ると、本人をよくしよう（変えよう）と考えず、ありのままでいられることを保証し、安心感を与え続け、慣れるまで待つことを重視する支援が大切であることに気づきます。地域で支援を実践している的場由木氏は、このような支援のポイントは、患者さんが周囲の風景になじむこと、すなわち患者さんが「風景化」することを見守ることであると指摘しています。

やればできるかもしれないけれど、現在は行っていないことへの支援の対象には、長期入院患者の退院を支援する「地域移行支援」のほか、「就労移行支援」もあります。

最近広がりつつある「個別型援助付き雇用（Individual Placement and Support；ＩＰＳ）」という就労プログラムでも、その場で訓練する（place and then）という同じ考え方が強調されています。

慢性期の統合失調症の支援のあり方

本章では、慢性期の統合失調症の患者さんの状態と支援の際の着眼点について述べてきました。これらをまとめると、211ページの図10のように示されます。

まず、慢性期に大切なのは「悪くしない」という考え方です。そのためには、患者さん自身が自己の生活に希望をもち、できることを自分でするという気持ちをもつことが大切です。そのことが日常生活リズム（生活習慣）を整え、さらに前向きな気持ちを引き出します。

また、良好な支援を受けることで、症状や障害がもたらす生きづらさが改善し、生きがいのある人生が実現し、さらに良好な支援を得やすくなります。環境のストレスの悪影響を受けず、図に示す２つの輪がうまく回ると（良循環）、統合失調症の患者さんは病気になる前に近い改善が認められる可能性が高まる一方、ちょっとした環境の変化に伴い、この輪が悪循環のほうに回り始める可能性も否定できません。患者さんをはじめ、周囲の支援者全員がそのことを頭の片隅に置いておく必要があります。

支援者が行うべき支援は３つあります。まず、２次予防（元の病気の治療、再発予防）、次いで、３次予防（病気のために生じた障害の予防、リハビリテーション）、最後に、１次予防（病気のために新たに生じる可能性のある二次的な症状や行動、糖尿病など新たな生活習慣病の予防など）です。

治療者としての私は、主として２次予防に携わってきたのですが、リハビリテーションや、二次的な症状の予防などに力を十分に注いでこなかったとの反省があります。これからは治療チームで力を合わせて、もれなく3つの予防を行っていかなければならないと考えます。

図11に、支援に必要な領域を示しました。再発予防は2次予防ですが、そのほかの2つの予防は、今できていることを着実に続けること（継続支援）と、できそうでも現実にできていないことへの支援（移行支援）に分けられます。

特に、統合失調症では、できそうでも現在はできていないことがあるのは、本人が意欲や自信をもてないでいる場合が少なからずあるので、支援者がどこまでかかわれるかが問われています。

そのひとつの例が、〝8050問題〟です。8050問題とは、親と同居し、支援を受けてきた50歳の患者さんが、80歳の親が病気や障害のために支援ができなくなった結果、支援を受けるうえで支障が生じたり、さらには病状が悪化したりするような状況を指します。

いつか「親亡きあと」が訪れると知りつつ、その日に向けた具体的な対策ができずにいる家庭は少なくないと考えられます。これは、地域移行支援と就労移行支援に加え、「高齢化への移行」という第3番目の移行課題として緊急に取り組むべき課題です。

この課題に対しても、患者さんが変わらなければならないと考えるのではなく、患者さんが今の状態でもできることをみつけて実行し、できないことを誰に支えてもらえばいいかを考えるという発想で取り組むのがいいと考えます。そして、地域移行支援の場合と同様、家族や支援者などと十分な会話を交わし、患者さん自身が「親亡きあと」の自分の生活について安心と見通しをもつことが、何よりも重要になります。

図 10　回復を促進する2つの良循環

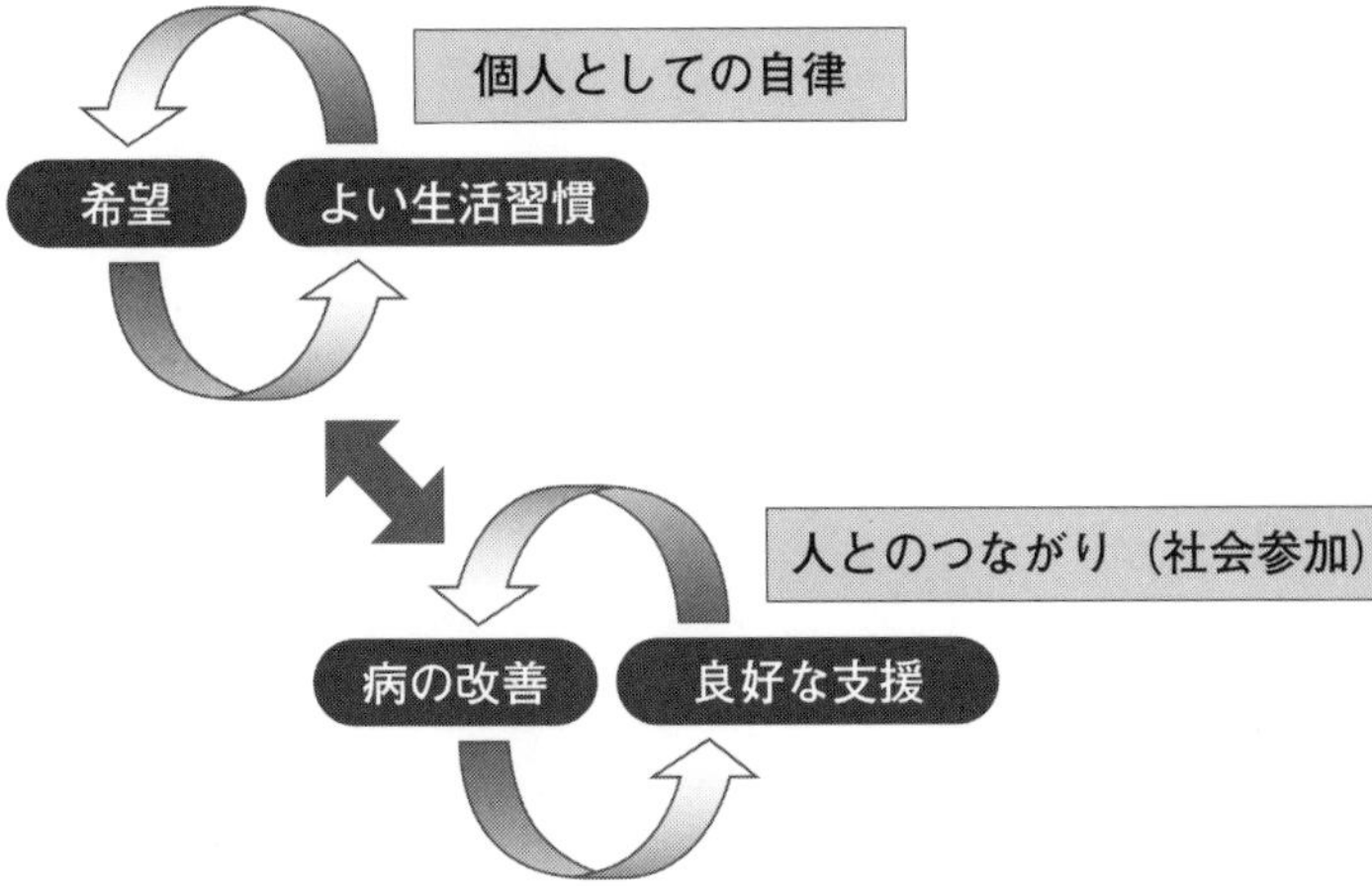

図 11　統合失調症回復途上者への介入

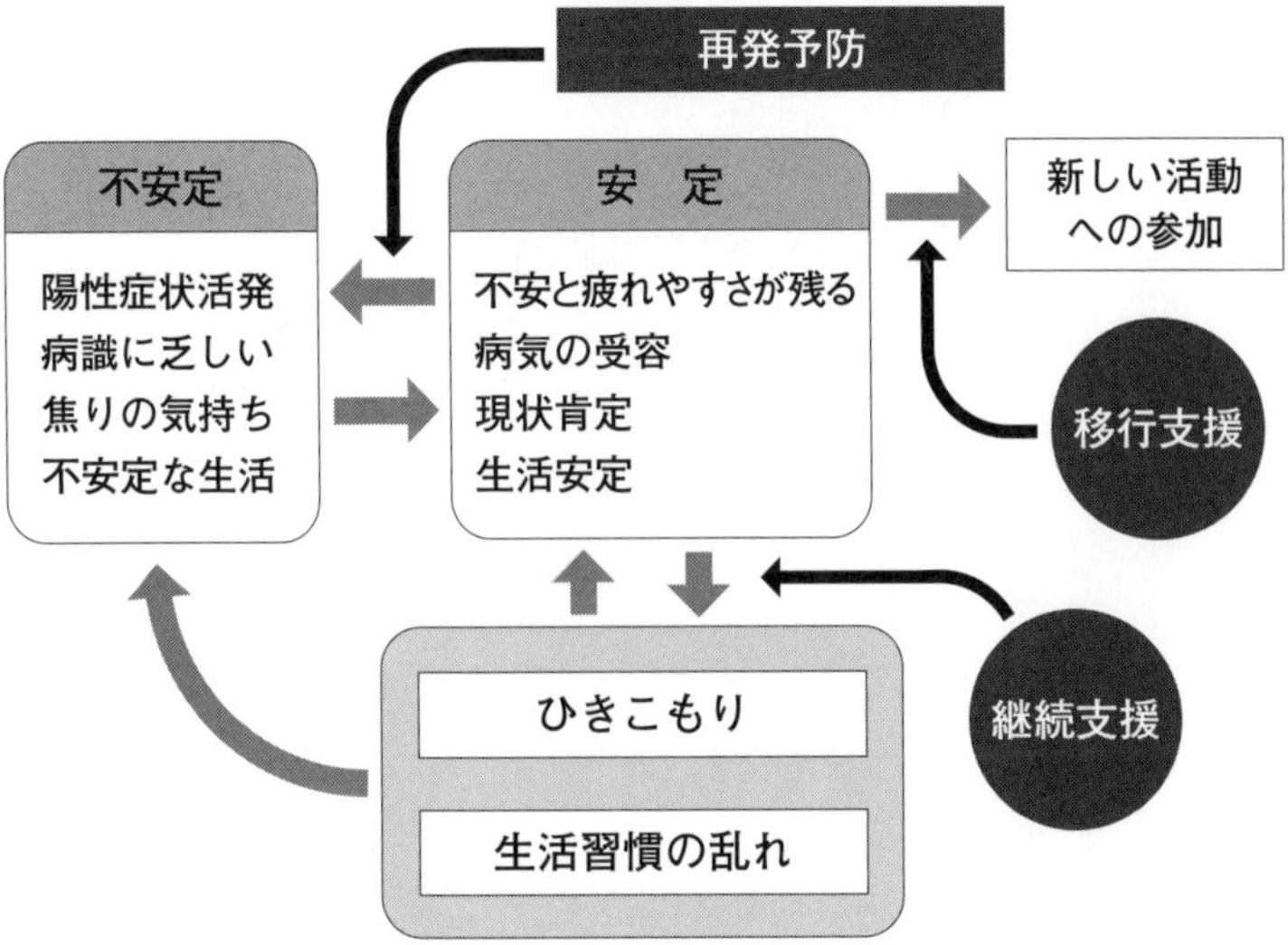

第8章　家族の接し方

家族の接し方と再発のしやすさ

●感情表出(EE)の研究

患者さんと生活をともにする家族は、その様子に無関心ではいられません。患者さんが何もしないで部屋に閉じこもっていたり、理屈に合わないことを言ったりすると、つい小言を言ったり、叱ったり、時には本人を憎らしく思ったりするかもしれません。あるいは、「この子を守るのは私しかいない」と、自分自身の時間やエネルギーを犠牲にして面倒をみようとするかもしれません。

仮に患者さんの状態が同じでも、患者さんに対する態度は、家族によって異なります。家族に患者さんのことについて語ってもらうと、患者さんに対するその家族の態度のありようがわかります。子どものことをいとおしく思っていれば、温かく優しい気持ちや、現状や今後に対する強い不安などが伝わってくるでしょうし、手を焼いて困っている思いが強い場合には、不満や批判的な気持ちを強く訴えることになるでしょう。

イギリスのヴォーンやレフらの研究グループは、患者さんについて一定の質問をしたときの家族の話の内容や態度、すなわち「感情表出（Expressed Emotion：ＥＥ）」を一定の方式に従って評価する研究を行いました（114ページ参照）。彼らは、統合失調症の患者さんに対する家族の感情表出に「批判的」「敵意」「過度の情緒的な巻き込まれ」などが強くみられる場合を「ＥＥが高い（高ＥＥ）」、そうではない場合を「ＥＥが低い（低ＥＥ）」と評価しています。

ここで「批判的」「敵意」とは、文字どおり患者さんへの批判的で敵意のこもった言動をいい、極端な場合には嫌悪感や、一緒にいたくないと思う否定的な気持ちともなります。

また、「情緒的巻き込まれ過ぎ」とは、次のような場合をいいます。

（1）患者さんに対する大げさな情緒的反応。たとえば、「いつでも本人のことばかりを考えている」「本人が発病後、世界が壊れたような気がする」「毎日、泣き暮らしている」「本人の調子が悪くなると自分の調子も悪くなる」などの場合です。

（2）過度の自己犠牲と献身的行動。たとえば、「本人に小遣いを際限なく与える」「自分の生活を犠牲にしてでも本人のために尽くす」などの場合です。

（3）過保護の状態。たとえば、「いつまでも本人を子ども扱いする」「本人の身のまわりの世話をすべてしている」などの場合です。

（4）客観性の欠如。たとえば、「本人の行動をすべて正しいと思っている」などの場合です。

●ＥＥの研究をどう理解するか

これまでの多くの研究報告によると、患者さんと一緒に生活する家族のＥＥが高いほど、患者さんの再発率が高まることが明らかになっています（116ページ参照）。もちろん、病気の再発は、病気の重さや、薬の効き目、人生の大きな出来事などから受けるストレス、専門家の支援の有無などいろいろな要因が関係しています。家族のＥＥが高いことは、そうしたさまざまな再発を高める要因のうちのひとつだということです。

ＥＥと再発の関係を説明しましょう。

ＥＥが高い家族は、一般に、一緒にいる人にとって強いストレスとなります。患者さんに対して批判的な見方をしている家族は、患者さんと向き合っていると、つい言わなくてもいいことまで言ってしまう可能性があります。一方、過保護の状態も、患者さんが自分で考えて行動する妨げになります。患者さんはこうした状況にいるとストレスを感じやすく、またそれを上手に処理できないために、そのような状態が続くと再発の可能性が高まると考えられます。

患者さんに対して批判的になったり、過保護になったりすることは、本人を思うがゆえの家族の当然の反応ともいえます。しかし、いくら家族がよかれと思っていても、それが再発の要因のひとつになるのであれば、態度や行動を改める必要があります。

そもそも、家族が批判や敵意をもったり心配し過ぎるというのは、患者さんのストレスになるだけでなく、家族自身のストレスにもなっているはずです。ＥＥが高い状態を改善することは、患者さんによい影響が出て、再発率も下がる可能性があるだけでなく、家族自身のストレスをやわらげることにもつながります。

ですから、家族の方は、まず「批判的になり過ぎないこと」「過保護になり過ぎないこと」を心がけていただきたいと思います。これが、さまざまな場面での接し方の基本になります。ただ、実生活の場面でどのように行動すべきか、とまどわれる家族も少なくないようです。

以前、ＥＥのことを私が話したとき、患者さんに対して「ひと言も注意してはいけない」とか「決して世話をしてはいけない」と誤解した家族がいました。もちろん、患者さんが好ましくない行動をとったときには注意が必要ですし、また患者さんができないことは手伝ってあげなければいけません。

どこまでどのように注意すれば「批判的」でないのか、患者さんができないことに対してどこまでどのように支援すれば「過保護」でないのか、結局は、さまざまな経験を通じて理解していただくことが必要です。

では、「批判的になり過ぎない」「過保護になり過ぎない」ために必要なことと、患者さんと接する際にヒントになると思われることをいくつか述べてみます。

批判的にならないために

●本人と病気とを区別する

患者さんに対し批判的な感情をもつ家族のなかには、「本人の努力や頑張り次第で症状を克服できるはずだ」と思い込んでいる人が少なくありません。あるいは、患者さんの気持ちが急に変わってしまった様子を「性格が悪いからそうなるんだ」とみている家族もいます。しかし、「問題はあくまでも病気であって、本人が問題なのではない」のです。

患者さんが理屈に合わないことや常識とずれているようなことを言ったときには、「これはわがままではなく、病気が言わせているのだ」と考えることで、少しゆとりをもっていただければと思います。

患者さんが閉じこもったり、何に対しても飽きっぽくみえたり、長い間寝ているのも、病気の症状のせいです。

このことを、からだの病気と比べてみることで考えてみましょう。たとえば、風邪をひいて熱があるのに、無理をして頑張る人がいます。このような人が、患者さんに対し、「私だって熱があるのに動いているんだから、寝てばかりいないで頑張れ」と言ったとします。

しかし、この場合を考えてみると、熱があるのに動いている人は、頑張ることで熱を下げているわけではありません。熱は症状なので、いくら頑張っても下げることはできません。そもそも「頑張れない」ことが症状のひとつである統合失調症の患者さんに、動くように言うことは、「努力で熱を下げろ」と言っていることと同じです。

しかも、患者さん自身は、動きたいのに動けないというつらさや焦りを感じているので、「なまけ」や「わがまま」と言われることにとても傷つき、反発も感じます。

古くから、日本人の体内には「癇《かん》の虫」というのがいて、いどころが悪いと赤ちゃんがむずかったりするといわれてきました。家族療法家の鈴木浩二氏は、患者さんの具合が悪いときには「虫が騒いでいる」「虫のいどころが悪い」と考えることで、患者さん本人と病気（＝虫）とを区別することが少しでもできるようになるのではないかと述べておられます。

患者さんの言動のどこが病気なのかをしっかりつかむことは、対応の基礎になるとても大切なことです。

●家族が高望みをしているのではないかと考えてみる

患者さんが家族に対して攻撃的になったり、関係が悪くなったりしたときには、家族が自身を振り返り、「何か無理なことを言わなかったか」どうかを考えてみてください。

［事例］　高校3年を休学したMさん（男性）は、退院してきた当初、参考書を改めて買い揃え、「これから遅れをとり戻す」と言いましたが、なかなか勉強が頭に入らず、そのうち参考書もあまり開かなくなってしまいました。母親が「もう少し勉強しなくていいの」などと言うと、「うるさい。人の気も知らないで」と怒り出してしまいました。

家族が心配しているときには、それと同じかそれ以上に患者さんもつらい思いをしています。病気になるまで勉強家であった人でも、急性期のあとは集中力が続かず、疲れやすく、長い間勉強できないのがむしろ普通です。そうした状態を理解せずに、「勉強するべき（働くべき）なのにしていない」という観点から「勉強（仕事）を早くして社会復帰するように」と強く言い過ぎると本人の負担となり、ついには病状が悪化したり、家族関係が悪くなることにもなりかねません。

もちろん、いつまでも患者さんが何もしないでいるのがよいというわけではありません。折に触れて主治医に相談し、「今はどこまでできるか」「当面の家庭生活の目標をどこに置くか」を知っておく必要があります。主治医は、「今は寝ているほうがいいです」と言う場合もあるでしょうし、逆に「今はこんなことをしたほうがいいです」と何かすべきことを挙げる場合もあるでしょう。

高い目標を目指すことが、すなわち高望みというわけではありません。大切なことは、ある高い目標に向かって今、何をすべきかについて、家族と患者さんの間で無理のないプランが共有されているかどうかです。本人とうまくいかなくなったときには、「無理なことを言っていないだろうか?」と、自問自答してみてください。

●一歩一歩を忘れずに

患者さんが退院したあと、多くの場合、陰性症状がしばらく続きます。しかし、治療や療養の仕方が間違っていないかぎり、徐々に快方に向かっていくでしょう。ただし、そのスピードは人によってまちまちで、1か月で改善する人もいれば、薄紙を1枚ずつはがすようにゆっくりよくなっていく人もいます。

陰性症状の回復を早めることは難しく、このときに無理をするとかえって病状の悪化を引き起こしかねません。再発を避けながら回復していくためには、患者さんのペースに合わせて一歩一歩進んでいく必要があります。

[事例] Nさん(男性)は、共同作業所のメンバーですが、朝起きられない日が半分くらいあります。家族はNさんに、「昨日は行けたんだから、今日も頑張って行きなさい」などと言って、布団をかぶって寝ているNさんを起こそうとします。しかし、このような試みはめったに成功しません。

Nさんのように、なかなか先に進まないもどかしさを感じさせる患者さんがいます。たとえば、作業所に週5日通うという目標を立てても、なかなかそれが実行できない場合があります。そんなときには、「三歩進んで二歩さがる」ように回復に向かっていくものだと考えてください。

冬から春にかけて、寒い日と温かい日が交互にきながら春になることを「三寒四温」といいます。そんなふうに考えて、できるようになるのを待っていただけたらと思います。

本人が行けないときに、怒ったりしてもあまり効果はありません。それよりも、そのようなときに、起きてから家でどう過ごすかについて、本人が落ち着いているときに相談しておくことが大切です。また、今の病状でも可能と思われる目標を決めたら、できるようになるまであきらめずに続けることも大切です。

進歩が遅く、不安を感じるときには、私は「ゆっくり行く者は遠くまで行く」ということわざを思い出していただくようにお願いしています。

●患者さんの話をよく聞く

妄想を話し始めたり、自分の本心とは違うことを言ったり、周囲が言わんとすることを理解できない患者さんがいます。

［事例］　復職の前の日に電話してきた男性（176ページ）Oさんの事例です。Oさんは「運転手つきの車を使って仕事に行かないとだめとみんなが言うので困っています」と言いました。「みんな」というのは、幻聴の主です。そのとき私は「そう、それは困りましたね」「あなたはどうしたいと思っているの?」「このまま仕事に行ったらどうなりそうですか?」「仕事もつらいですよね」などとじっくり話を聞きながら応じていました。そのうちOさんは「やっぱり先生にも名案はないですか。このまま行くほかなさそうですね」と自分で態度を決めて電話を切り、電車に乗って仕事に行くことができました。

［事例］　Pさん（男性）は、少し調子が悪いときに、「今の薬は副作用が強い」と怒り口調で外来にやって来ました。私と話をしているうちに、Pさんには、医師から入院の話が出たり注意を受けるのではないかという不安が強くあり、〝攻撃は最大の防御〟とばかり怒りの言葉になってあらわれているこ

とが次第にわかってきました。攻撃的な人は〝怖い人〟ではなく、〝不安の強い人〟です。それがわかったことで、こちらもゆとりをもってPさんの話に耳を傾けることができました。そしてPさんとよく話し合ってみると、副作用はたいした問題ではないと理解してくれたようで、薬の処方も変更しませんでした。

Oさんの電話を受けたとき、「それは幻聴です」「仕事に行く不安からそういう幻聴が出るのかもしれません」などと言ったとしたら、Oさんは立場をなくし、事態は別の結末を迎えていたかもしれません。Pさんの場合も、怒り口調にこちらが反応してしまったら、ますますPさんの不安が強まり、事態がもっとこじれたかもしれません。

患者さんの妄想や不安に対し、大げさに反応しないように注意し、じっくりと話を聞き、その真意を理解しようと努めていると、患者さんの怒りや不安がやわらぐことが多いものです。

●対立はできるだけ避ける

統合失調症の患者さんは、ものの見方が周囲の人と少し違っていることがあります。同じ屋根の下で暮らしていると、嫌でもお互いの考え方の違いを意識させられることでしょう。

こういうときに、どちらが正しいかだけを問題にすると、理屈では家族が勝っても、患者さんは不安定な状態になります。一緒になって言い合いをすることは好ましくなく、まして暴力を振るったりするのは論外です。

［事例］　Qさん（女性）は、保健所のデイケアから帰宅するなり、「駅でよその人が自分のほうをみて笑った」と母親に訴えました。母親は、「気のせいじゃないの」などと受け流しましたが、Qさんが

「本当に笑った」と強く主張するので、「そんな妄想をまだ信じてるの」と少し強く怒りました。するとQさんは、「わかってくれない」と母親を責め始め、「そもそもお母さんが私なんか産むからいけないんだ」「私だってあんたみたいな子を産まなきゃよかった」などと2人の間で言い合いが始まってしまいました。

Qさんは、もともと母親のことを怒っていたわけではありません。母親が本人の言葉のうち妄想かもしれない部分の真偽にこだわり、それを否定したために言い合いになってしまったのです。このようなときは、患者さんが「今、自分にこの話をするのはなぜか」と考えるようにすると、余計な対立を避けることができると思います。

デイケアから帰宅したQさんは、外出中の緊張からようやく解放され、いちばん気の許せる母親だからこそおさえていた気持ちを訴えたのです。この例のような場合には、「大変だったね。でも、その場をがまんして帰って来れたことはよかったと思うよ」などと応じていただければよいと思います。

●守るべき約束を決める

不必要な対立を避けるためには、普段から「やるべきこと、やってはいけないこと」についての約束事をきちんと交わしておく必要があります。

最初から約束していれば、患者さんは取り決めを守ろうという気持ちをもつでしょう。反対に、ずるずると本人の無理を聞いてきて、ある日突然「それはもうできない」と言ったりすると、患者さんは怒って興奮するかもしれません。

[事例]　Rさん（男性）は、缶コーヒーとたばこを買うときだけ外出するだけで、あとはひきこもり

がちの生活を続けています。両親は、外に出る機会が多いほうがいいと思い、缶コーヒーとたばこ代をそのつど渡していました。しかし、次第に量が増えてきたため、健康のことも心配した母親が「今日はもうやめようよ」と言うと、Rさんは怒り出してしまいました。

もし初めに、「1日何個まで」という約束が交わされていれば、それが守れないときに守るように言ったとしても、本人が腹を立てることは少ないと思います。

家族とのトラブルや意見の対立から、患者さんが興奮するような場合には、薬に頼っても問題が解決しないことがあります。そのようなとき、家族は、約束を守るように本人にきちんと伝え、毅然とした態度をとることが大切です。お金だけでなく、男女の関係、飲酒、門限、暴力的な言動などについても、本人が落ち着いているときによく話し合うようにしましょう。

約束ごとを決めるのは、病院から退院するときがよい時期です。家族だけでうまく決められない場合には、主治医をはじめ、医療機関のスタッフや身近な精神保健の専門家などに間に入ってもらって決めるのもよいでしょう。そのときには、守れなかったときの責任のとり方についても、本人の合意を得ておくことが大切です。

言うまでもないことですが、患者さんに約束を守ってもらうためには、家族のほうも同様に約束を守らねばなりません。ですから、お互いにできない約束は最初からしないよう十分に話し合うようにしてください。

●注意は控えめに仲直りは上手に

患者さんは周囲への関心が低くなっているようにみえる場合がありますが、一般に、周囲の人の評価や非難にはとても過敏です。何げないと思われる注意の言葉でひどく傷ついたり、激しく怒り出すこともあります。ですから、患者さんに注意する場合には、配慮が必要です。

理想は、注意しないですませることです。たとえば、パーキンソン様症状のために背を丸めて歩く患者さんがいます。このようなとき、「胸を張って歩きなさい」と、繰り返して注意している家族がいましたが、これは本来、酷《こく》な要求で、本人のイライラを高める結果になりかねません。周囲の人は、患者さんの姿勢など外面的なことに必要以上にこだわることを避け、本人のこころの緊張を高めないように配慮していただきたいのです。

どうしても注意が必要なのは、暴力を振るったときや、普段からこれだけはしてはいけないと約束していたことを患者さんが破ったときです。

そのような場合でも、約束を守れなかったことを責めるのではなく、上手に仲直りをして、同様のことが今後は起こらないようにすることを目標にしましょう。患者さんからの釈明を聞き、「悪かった。この次はもうしない」という言葉を引き出したいものです。その具体的な方法は、233ページの「叱り上手」の項を参照してください。

上手に仲直りをするという観点から、私の場合は、約束が守られない可能性があるときには、守れなかったときの「罰ゲーム」を決めておくことがありました。罰ゲームは仲直りのためにするわけですから、それ自体はできるだけ実益があり、できればちょっとユーモアを含んだものがよいと思います。たとえば、体重が重めの入院患者さんが病棟内で荒々しい行動をとることに対して、隔離室で〝反省〟してもらうのではなく、運動も兼ねて病院の運動場を1周してくる罰ゲームを決めたことがあります。以下は、家庭での一例です。

［事例］　Sさん（女性）は、ときどきつらくなると大きな声を出したり、外に飛び出そうとして家族ともみ合いになることがありました。でも、少したって落ち着くと、家族に謝りたい気持ちが強くなります。そこで、Sさんがそのような気持ちになったときに、こころを込めてお茶を1杯いれてもらい、家族もこころから「ありがとう」と言ってお茶を飲み、それでおしまいにすることをルールとしました。

Sさんの例のように、本人が反省しているのに、あとあとまで周囲が蒸し返すのはよくありません。気持ちよく決まりをつけるのが、上手に一緒に暮らすためのコツです。

なお、もし家族が患者さんに対して何らかの約束をしたときには、家族にも「罰ゲーム」を決めておかなければなりません。

●「しつけ」ではなく交渉を

朝起きること、服を着替えること、小遣いのルール、暴力はいけないと注意する……など、患者さんに「しつけ」をしている家族がいます。

親は、患者さんが小さいころからほめたり叱ったりしてしつけをしてきています。子どもが病気になったために、今までできていたことができなくなる場合がありますが、このとき、またしつけをやり直すという考え方ではうまくいかないことがあります。

その理由は、患者さんが大人になっているということです。子どものころには、悪いことをしたらゲンコツでぶてばすんだかもしれません。しかし、成人になった子どもに不用意にそれをしたとしたら、逆にぶたれてしまうことすらあるでしょう。

こんなとき、患者さんにどのように接すればよいかを考えるために、病院や地域の事業所で、ほかの患者さんに接してみるととても参考になります。自分の子どもだったらストレートに怒ってしまうところでも、よその患者さんの場合には言葉づかいもていねいになり、その人にわかってもらおうと一生懸命になるのではないでしょうか。

「交渉学」という学問の分野があります。交渉とは、意見の違う人同士が、対等な立場で、いかに自分の意見を聞いてもらえるか、逆にどこまで相手の意見をとり入れられるか、相手に不快感を与えないよう相手の顔を立てながら進めていくものです。

よその患者さんと接するときには、家族は知らず知らずのうちに小さな交渉をやっているわけです。一方、「しつけ」とは、親子の間の上下関係のなかで行われるものです。家族と患者さんとの間で必要なのは、交渉という考え方ではないでしょうか。

巻き込まれないために

●患者さんができることには手を出さない

患者さんは気が弱くなっていることが多く、ちょっとしたことでも「自分はできない」と思いがちです。たとえば、家の前にあるたばこ店にたばこを買いにいくのを、家族に頼む人がいます。「からだを洗ってくれないのなら風呂に入らない」と言う人もいます。あるいは、何かが気になって何度も確認行為をする患者さんが、自分では自信がないのでかわりに家族の目で確認してほしいと頼んだり、成人した男性の患者さんが「お母さんのおっぱいをさわらせて」などと言ってくるようなこともまれにあるようです。

患者さんがやるべきことをやらず、またはやってはいけないことを要求してくるようなとき、家族がその要求に応じれば応じるほど本人はますます家族の援助を期待し、家族に対して依存的になってしまうことが概して多くなります。このようなことが積み重なると、家族の援助が得られない場合に暴力行為に及ぶことも考えられます。

[事例]　強迫性障害のTさん（女性）は、不潔恐怖の症状があり、ばい菌がつくのを極度に不安に思い、食事や排泄時などには母親に手伝ってもらっていました。ところが、食事や排泄にかかる時間が減るどころか、むしろ徐々に増え、本人の言うままに応じていたところ、とうとう1回の食事に6時間もかかるようになってしまいました。

この事例は、統合失調症の患者さんと少し症状が異なりますが、患者さんが自分の身のまわりのことを自分でするのは基本的なルールです。患者さんが努力して行うべきことや、してはいけないことにまで家族が手を貸していると、本人の「自分は病気なのだから親が面倒をみるのは当然」という考えが強くなっていくと思われます。

統合失調症の場合、病気が治ってから生活の仕方を見直すのではなく、日常の生活をしながら、そのときの病状に応じてできることは自分ですることが大切です。ですから、主治医が「これはできるはず」と判断した事柄に関しては、家族は、自分たちが手を出すことはむしろ意識して控えたほうがよいのです。

●患者さんの役割をはっきりさせる

私の場合は、患者さんが退院するとき、本人と家族が話し合い、家庭でできる仕事や手伝いを決めていただくようにしていました。

1日のほとんどを寝て過ごす患者さんも少なくなく、やる気が起きないという人が少なくありませんが、それでもまったく何もできないというわけではないと思います。

［事例］　私は、Uさん（女性）に「退院後、家で何か役割をもつように」と言いました。すると最初、「何もできない」と言われたので、「1日に1回、皿洗いをする」「風呂の支度をする」「洗濯物をとり込む」「雨戸を開ける」などのなかからできることを見つけ出して、どれかひとつは引き受けてほしいとお願いしたところ、「起きたら雨戸を開ける」ことを約束してくれました。

「雨戸を開ける」ようなことは、一見たいしたことにみえないかもしれませんが、患者さんにとっては意味のあることです。

自分は家族から世話を受けるだけの存在ではなく、たとえ少しでも家族のために何かしているという自覚を患者さんにもってもらいたいのです。家庭内で役割をもつことは、本人の焦りの気持ちをやわらげ、家族との関係の悪化を防ぐことにもつながります。

ただ、家事をすべてやってもらうことが目的ではないので、何かできたとしても、矢継ぎ早に増やしていくのではなく、患者さんができることのなかからひとつでも2つでも役割意識をもって確実にやっていくのがよいと思います。

●患者さんのペースを尊重する

患者さんがやるべきことをしなかったり、たとえやれていたとしても時間がかかるようなとき、本人の意思を確認しないで、家族のペースで世話をしてしまうことがあります。

しかし、この場合でも、前に触れた「患者さんができることには手を出さない」という考え方が当てはまります。

多少、時間がかかったとしても、本人のやり方を尊重することが大切です。こちらから声をかけなければ自主的に動いてくれない場合でも、頭ごなしに言いつけるのではなく、「いつから、どのような方法でやるのか」について選択の余地をみつけ、可能な範囲で本人に選んでもらい、自分の意思で行えるようにしたいものです。つい手を貸したくなる気持ちはわかりますが、患者さんが一人前の大人であることを忘れないでください。

このことをいちばん感じるのは、外出したときです。やればできることでも、患者さんに不安があったり、またやり方がぎごちないことなどを家族が気にしたりすると、往々にして横から助け船を出すことになりがちです。たとえば、店で買い物をするときには、本人と店員の会話を見守り、どうしても必要なときだけ助けるようにしましょう。

［事例］　私は、ボランティアとしてVさん（男性）の買い物について行ったことがあります。Vさんは、店で商品を次々に出してもらい、ずいぶん時間をかけてようやくひとつを選んで買いました。店員は、決めかねているVさんの様子をみて、その場を離れてしまいましたが、私は求められたときだけ控え目に意見を言って待っていました。買い物がすんだあと、Vさんはとても満足して、「待ってくれたお礼に」と、コーヒーをご馳走してくれました。

●感謝し、励まし、後ろ盾になる

患者さんへの援助をできるだけ減らしていくためには、本人のやる気が起きるように配慮することが大切です。そのためには、本人のよいところは少しでも見逃さないようにして（多少のミスがあったとしても目をつぶって）、よかった点をほめたり感謝したりすることを忘れないようにしたいものです。

私たちは、ともすると「できて当たり前」と思いがちですが、「本人はやっとの思いでやってくれたのだ」と考えてみてください。こうした気持ちは、とってつけたような演技で患者さんに伝わるものではなく、本人を理解して温かく見守る姿勢から自然と生まれてくるものです。

自分自身のよいところをなかなかみつけられずに苦しんでいる患者さんがいますが、そのようなときに家族の感謝や励ましは何よりの支えになります。

【事例】　アルバイトを希望しているWさん（男性）が、ちょっと無理と思われる仕事を希望してきました。私は、Wさんの話を聞き、いろいろ自分の考えも言い、仕事の条件を少し軽くしてもらったあとで、「大丈夫だと思うからぜひやってみたら」と言いました。その後、Wさんが1週間でアルバイトをやめたと言ってきたとき、「私は大丈夫だと思って勧めたけれど、見方が甘くてあなたにつらい思いをさせたかもしれないね」「でも、1週間も勤められてよかった。この経験を生かしてまた挑戦しよう」と言ってねぎらいました。

周囲は、ともすると、患者さんが無理な希望を主張したから失敗したと言いがちですが、私は、経験から学べる部分を指摘しつつ、長く続かなかったことの責任の半分を引きとるようにしています。そういったやりとりができると、本人がまたやってみようという気持ちをもつ可能性が高まると思います。

失敗を責めるより、患者さんの後ろ盾になってかばいながら、本人が自らやる気を出せるような状況をつくっていくことが大切です。

家族に対する患者さんの希望（複数回答）

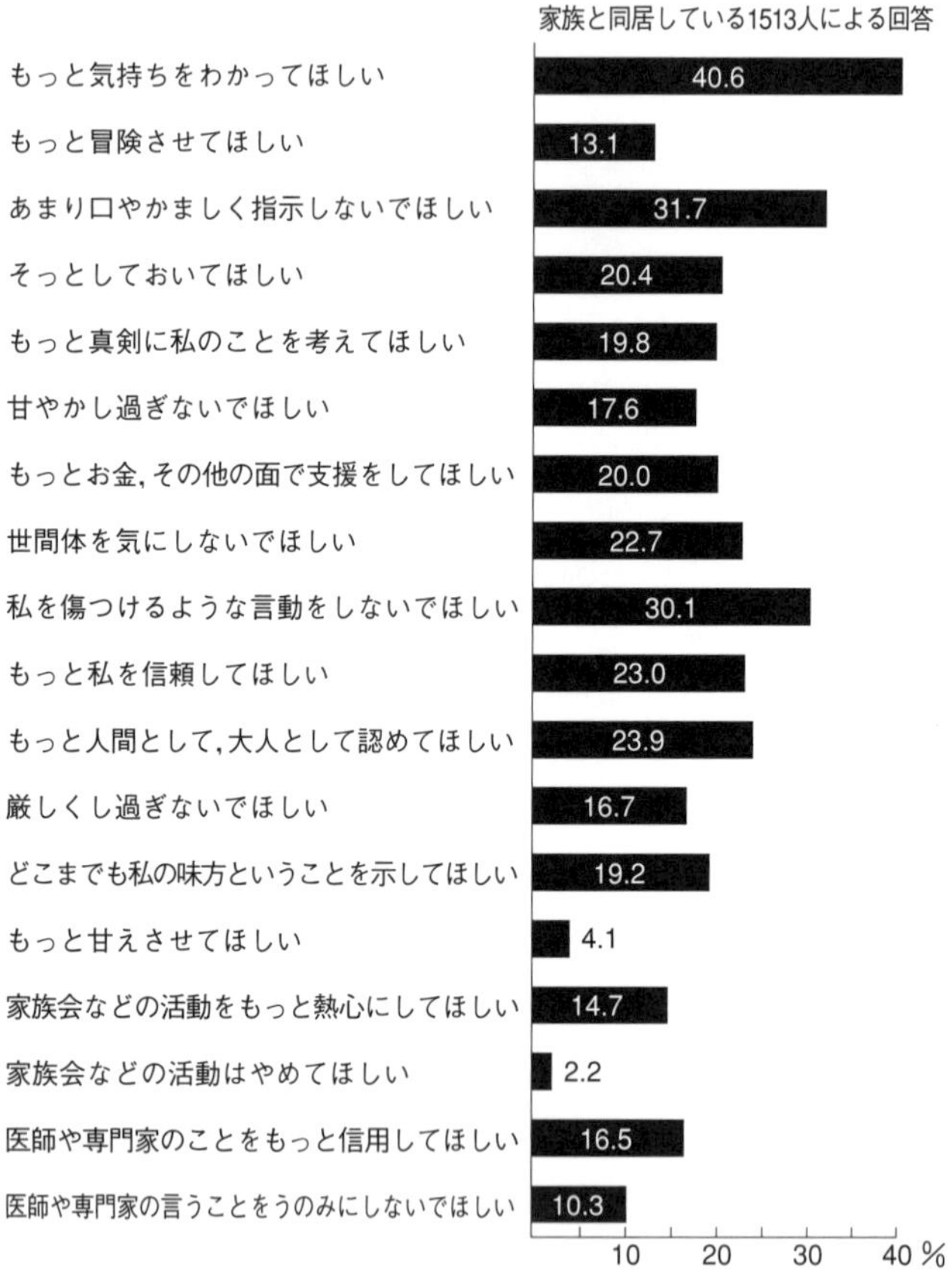

（月刊ぜんかれん号外　日本の精神障害者と家族の生活実態白書，1986年）より改変

コミュニケーションの技術

●聞き上手

先に、「よく聞く」ことの大切さを述べましたが、「よく聞く」とは、実際にはどのようなことをいうのでしょうか?

まず、患者さんの話に耳を傾けることが大切です。

人は、複雑なことを一度に2つすることはできないので、誰かの言葉に耳を傾けているときは、からだの動きが止まり、自然と相手のほうをみて、相づちを打ったりするはずです。

また、「よく聞く」目的とは、相手の言うことを理解することですから、わかりにくいときには「今○○と言ったのはどういうこと?」などと確認するような質問をすることになるでしょう。こうした質問は、話し手に相手が自分の話を聞いてくれているという満足感をもたらし、相手にわかるように話そうとする意欲を高めます。そして、話し手の話が終わったときに、聞き手が相手の言葉を繰り返して、その話の要点を正しく話し手に伝えることができたとしたら、話し手の側に「話を聞いてもらえた」という気持ちが起こります。

こうしてみると、「よく聞く」ことは、結構エネルギーがいる作業です。ですから、問題が深刻で話が長くなりそうなときには、中途半端に終わらないように時間を十分に確保し、しっかり聞かなければいけません。しかし実際には、患者さんが聞いてもらいたい話はそんなに長くないものです。患者さんが話しかけてきたときには、ちょっと手を休めて、意識して耳を傾けるようにしていただきたいのです。

また、「よく聞く」ことと、「よいアドバイスをする」ことは別です。こちらが答えられない質問を患者さんがしてきたときには、無理をしてまでアドバイスをしようとせず、正直に「困ったね」と言うしかないこともあるでしょう。

●ほめ上手

日本人は、人をほめるのがあまり得意ではないかもしれません。でも、相手のよい点を指摘してあげることは、よい人間関係を維持するうえでとても重要な要素です。ただし、歯が浮くような、誰でもそれとわかるようなお世辞では逆効果です。

ほめ上手な人とは、患者さんの何げない行為をみていて、それを指摘できる人です。また、患者さんが自分では気づかずに行っていることの意味をみつけ、それを指摘してあげることも含まれます。たとえば、患者さんが玄関でほかの人の靴を揃えているのをみて、「ありがとう」とひと言、言えるようなことです。こうしたひと言は、患者さんは病気でつらい思いをしている、それでも病気に負けないように前向きに努力している、というように、本人のことを常日ごろから温かくみていなければ発せられることではありません。

患者さんをほめるときには、まず本人のどのような行動がよいと思ったか、どういう理由でよいと思ったのか、そしてそのような行動をみて自分がどのような気持ちになったか、を話すようにすればよいでしょう。

●頼み上手

患者さんが家の中で役割をもつことは、とても大切なことであると述べましたが、役割をもってもらうためには、本人がこちらの依頼に前向きに応じてくれるような頼み方をしたほうがよいでしょう。たとえば、「ごろごろしてないでこれをやってよ」とか「役立たずだけど、ゴミ捨てくらいはできるでしょう」などと言って用を頼んでも、頼まれたほうは気持ちよく引き受ける気にはなれないでしょう。

患者さんがやる気がないようにみえたり、まわりの人の忙しそうな様子をみても、自分から積極的に動き出さないようであれば、それは病気のせいと考えるべきです。ですから、頼む内容は無理のないものを選ぶようにして、「すまないけど、今ちょっと手が離せないので洗濯物をとり込んでもらえるとうれしいんだけど」というように、ていねいな言い方で依頼するのが適切です。そして、たとえ断られても怒らずに、10回頼んで何回か応じてもらえればいいくらいに考えるとよいと思います。そして、もしこちらの依頼に応えてくれたときには、「ありがとう。おかげで助かったよ」とお礼を言うことも忘れないようにしたいものです。

●叱り上手

誰でも、相手が嫌がることを指摘することは苦手です。つい、見て見ぬ振りをしたり、逆にいったん言い始めると、「そもそもおまえは……」などと、延々と続くお説教になってしまいがちです。

たくさんの言葉をたたみかけても、患者さんのこころに届くとはかぎりません。患者さんに何かを伝えるときには、一度にひとつのことを、短く、具体的に伝えることを心がけるようにしてください。患者さんの言動が好ましくないと感じたときには、本人の人格を貶めるような言い方をしないように気をつけ、次のような内容を簡潔に伝えられたらよいと思います。

それは、「患者さんのどのような行動を好ましくないと思ったのか」、「それに対してこちらはどのような気持ちになったのか」、「次はどのように改めてほしいのか」などです。

本人から弁明の言葉があった場合には、耳を傾けるようにします。その理由は、本人が納得していないのに、その行動を改めてもらうことは困難だからです。しかし、言い合いになっては逆効果です。どうしても意見が合わないときには、「とにかく私はこう思うので、考えてほしい」という1点に絞ってねばり強く対応するのがよいでしょう。また、言い合いになりそうなときには、話すのをいったんやめ、あとで本人が謝ってきたときに注意するなどタイミングを見計らうことも大切です。

●まとめ上手

家族のなかで意見が食い違うことはいろいろあります。病気がからんでいる場合には、みなどうしたらいいかわからなくなったり、場合によっては利害の対立が生じ、問題を解決するのがいっそう困難になることがあるかもしれません。このようなとき、問題を解決しようとするあまり、誰かに命じた何かが別の誰かの重荷となったり、誰かの反発を招いたりして、かえって問題がこじれることがあります。問題がすっきり解決するに越したことはありませんが、たとえ問題が続いていても、家族が何とかもちこたえていられるという状況は、ある意味で、解決のひとつといえます。そのようなときには、「今は○○な状態だから仕方ないね」などと言ったりするのが、とりあえずの結論になるでしょう。

このような結論に対し、家族の同意を得るためには、家族全員が、自分たちはやるべきことはやっている、という気持ちになることが必要です。そのような気持ちになれるのは、みなが自分の気持ちを素直に話し、よいと思われる解決法を出し合ってなお問題が解決しない場合です。つまり、家族にとってまず大切なことは、問題の解決に向けてみなが自由に話し合える雰囲気をつくることです。たとえば、家の中が散らかっていることが問題になっているとき、みなが解決法を提案しているなかで、「家を燃やしてしまえば掃除の必要はなくなるよ」などと、半分ふざけて言う人が出てきたとします。このような意見に対し、「まじめにやれよ」と怒るのではなく、「まあ、それもひとつの意見だけどね」くらいに受けとめ、家族が挙げた解決法を総合的に評価し、いちばんよさそうな方法をみつければよいのです。

家族みなで話し合うことはとても重要です。そうすることで、いちばんよいアイデアがみつかるだけでなく、「そうすればいつかは何とかなるね」とか「まあ、今のところそんなところだね」とみなが納得し、不安や緊張が軽くなることもあります。こうした意見調整は、家族だけでできればよいのですが、最初のうちは専門家のアドバイスを受けながら、徐々にその方法を覚えればよいでしょう。

コミュニケーションのコツ

(1) 患者さんの話は最後まで聞くようにしましょう
早飲み込みをして途中であれこれ言うのはやめましょう。がまんしてよく聞くことです。
(2) 話がちぐはぐになっても、いちいち注意しないようにして、ゆっくり聞きましょう
患者さんは気が散りやすいのです。

(3) 一度にひと言だけ言うようにしましょう
同時にいろいろなことを言うと、患者さんは理解できず混乱してしまいます。
(4) 患者さんにわかるように、はっきりと話し、伝えるようにしましょう
あいまいな言い方をすると、患者さんは言葉の意味が飲み込めず、誤解したり疑ったりします。
(5) 言ってもわからないなどと、子ども扱いをしないようにしましょう
患者さんが理解したり判断できることも多いのです。
(6) 患者さんと一緒になって興奮しないようにしましょう
温かく大きく包み込み、気がしずまるのを手伝ってあげることです。
(7) 不必要な恐怖感をもたないで、包み隠さず率直に話すようにしましょう
わけがわからず、怖がっているのは患者さんのほうです。
(8) 1歩1歩、2歩進んで1歩後退、それでも焦らず長い目で見守りましょう
慢性の病気ですから、治るのも時間がかかります。
(9) 乱暴なことに対しては、はっきり注意しましょう
患者さんは自分をおさえるのが苦手ですから、手伝うようにします。
(10) 様子がいつもと違うときは、早く主治医に相談しましょう
患者さんにかぎらず、自分では自分のことに気がつきにくいものです。落ち着いたときに病気のことについて話し合い、よく理解し合っておくようにしましょう。

(埼玉県立精神保健総合センター心理教育グループ編，木戸幸聖監：心理教育実践マニュアル，金剛出版，1996年) より

困ったときの対処法

●幻聴や妄想について訴える

幻聴や妄想は、周囲の人には非現実的なことでも、患者さんにとっては現実のこと、確信していることなのです。

ですから、「そんなことがあるはずがない」と周囲が否定したり、「またか」ととり合わなかったりすると、家族に対しても「敵の味方をする」などと攻撃の矛先が向く可能性があります。かといって、本当は信じていないのに、患者さんの言うことを容易に認めたりすると、本人の確信をますます強めることにもなりかねません。

幻聴や妄想の存在や内容は、患者さんにとって不愉快で、恐ろしいだけでなく、非合理（奇妙）なことと感じられることもあるようです。ですから、幻聴や妄想の訴えに対しては、相手の立場になって考え、「うーん、そうか、不思議だね。私にはそのような経験がないけれど、本当にそんなふうに感じたら怖いだろうね」などと共感の気持ちを示し、「でも、いちいち反応していたらかえって損をするから冷静になろう」などと返せればよいでしょう。家族が冷静に対応していることで、患者さんが落ち着くことも少なくないと思います。

発病時や、再発直後の幻聴や妄想は、薬でおさえられます。このような場合は、「薬が効いてくるまでの辛抱」などと言い、音楽を聴くなど楽に時間を過ごせるような方法を探します。「先生にどうしたらいいか相談してみよう」と提案するのもよいでしょう。

一方、状態がある程度安定した慢性期にみられる幻聴や妄想は、日常生活を送るなかで、ちょっとしたストレスや不安、疲れなどが原因で生じる可能性があります。すでに処方されている薬を飲めば落ち着くこともありますし、本人から話を聞いて、「困ったね。どうすれば楽になれるかしら」「声のことを外では言わないようにがまんしたのはすごい」などと、本人の立場で一緒に考えているうちに落ち着くことが多いものです。

●暴力を振るう

幻覚や妄想が活発で暴力行為が繰り返し生じる場合には、家庭での生活は困難になり、入院治療を選ぶのが賢明です。

しかし、普段は穏和なのに、暴力的な言動が急に生じる場合もあり得ます。その原因として、ストレスなどを受け、一時的に幻覚や妄想に左右される場合があります。たとえば、「バカ」という幻聴に反応して家族を殴ってしまったり、近所の人たちが自分のことを噂していると思い込んで暴言を吐いてしまった、などということがまれにあります。

家庭でこのようなことが起きた場合には、薬を飲めば、少したつと落ち着き、本人から謝ってくることも少なくありません。このような状態になれば、222ページの「注意は控えめに仲直りは上手に」の項で述べたような方法で仲直りをし、関係を修復するようにします。

家族以外の人に対する暴力の場合には、本人や家族の意向とは関係なく、警察に通報されて措置入院という結果になってしまうこともあり得ます。もちろん、激しい暴力でなければ入院の必要がない場合もあり、そのようなときには、薬の処方を見直したり、今後、幻覚や妄想の影響を受けたときに暴力にいたらないようにするにはどうしたらよいかを十分に相談します。また、暴力や暴言を吐いた相手に、誰がどのような形で謝罪するかについても検討しておかなければなりません。たとえば、相手のところに家族が一緒に行って話をし、本人が頭を下げるという方法などがあります。

また、対人関係のなかで生じる不満や怒りの爆発による暴力行為もあります。たとえば、家族が患者さんに過干渉になっていたり、過度に批判的であったりすることへの反発として生じるものや、本人の非現実的な要求が受け入れられないことを不服として生じるものなどが考えられます。このようなことが原因で起こる暴力に対しては、必ずしも薬は効きません。

そこで、即効性は乏しく感じられるかもしれませんが、家庭内でのコミュニケーションを見直したり、現実的な生活を送ることの重要性を本人に認識してもらうように働きかける必要があります。

病気のために、仮に言葉による自己表現が苦手になっていたとしても、暴力は絶対に許されないことです。原因が何であれ、刃物を持ち出すなどの危険な行動がみられる場合には、即刻避難し、病院や警察への連絡をためらわないようにしてください。

●1日中ボーッとして家でゴロゴロしている

幻覚や妄想がおさまったあと、多くの場合、感情の平板化、意欲の減退、活力の欠乏などの陰性症状があらわれます（107ページ参照）。しかも、こうした時期には、患者さん自身、「これから先どうなるんだろう」という不安で一杯です。発病や入院したことへの負い目やひけ目、みじめな気持ちなどが重なり、それに耐えている状態と考えられます。

家族は、患者さんが1日中「ボーッとして」家で「ゴロゴロしている」ことをどうしたら変えられるかと考え、いろいろ試してもうまくいかないため専門家のアドバイスを求めることになるわけですが、患者さんの状態が病気の症状に由来しているのであれば、本人を変えるよりもむしろ家族の考え方を変えなければいけないときがあります。

家族は、このような症状が出る時期があることを知り、無理せずに回復を待つ気持ちになっていただきたいのです。ところが、頭ではわかっていても、時には〝甘え〟や〝なまけ〟にみえたり、「いつまでゴロゴロしているんだ」「元気なんだから、いい加減に布団から出たらどう?」などと、つい批判的な言葉を投げかけてしまうことがあるかもしれません。

家族が落ち着いた気持ちでいられるためには、「今、本人ができることは精一杯やっている」という確信をもち、たとえわずかでも「今日はこんな点で改善がみられた」という気づきが必要です。そのためには、一定期間ごとに患者さんが目標を定め、家族自身の役割についてもお互いに了解しておくとよいでしょう。

[事例]　作業所に毎日確実に通所できないXさん（男性）の状態に、家族は毎日気をもんでいました。私は、Xさんと家族と一緒に、通所できる日数の目標を立て、家族には「とにかく毎日朝8時には声かけをすること」をお願いしました。また、Xさんには、必ず返事をすることを約束してもらいました。作業所に行けないときには、「今日は行けない」と答えてもらいます。家族はそういう返事を聞いたら、その日はそれ以上勧めないようにしました。そして1か月間の通所日数をみて、目標が達成されていない場合には、Xさんと家族にその原因について考えていただくようにしました。

この事例のように、家族の過度の期待や叱咤激励が患者さんのストレスになり、かえって事態が悪化してしまうこともあります。家族が病気の経過を理解し、実現可能な目標を設定して、「焦らず待つ」

姿勢をもつことで、患者さんもリラックスして不安が軽くなり、気楽に作業所に通所できたらいちばんよいと思います。

●「死にたい」と口にする

自殺したいと思うことを「自殺念慮」、実際に自殺を図ることを「自殺企図」といいます。うつ病の人に自殺が多いことは知られていますが、統合失調症の患者さんの自殺も決して少ないとはいえません。幻覚や妄想が活発なときには、それが自殺念慮の背景にあることがあり、はたからみると、動機が不可解に感じられる場合もあります。たとえば、めったにはありませんが「死ね」「飛び降りろ」という幻聴が聞こえてビルから飛び降りたり、「戦争が始まる」という妄想のため恐怖感に襲われ、自殺を図ったりする場合などです。

一方、幻覚や妄想が目立たなくなった慢性期にみられる自殺企図は、生活上の問題と関係していることが少なくありません。たとえば、家族に迷惑をかけてつらいとか、将来の希望がもてないとか、現在の状況と自分の理想とのギャップに苦しんでいるといった場合です。なかには、まわりの気を引きたいという気持ちから、自殺をほのめかしていると感じられる場合もあるでしょう。

しかし、理由は何であれ、患者さんから突然「死にたい」と言われたら、誰でも驚くのは当たり前です。つい、「そんなことを考えないで」「バカなことを言わないで」などと本人の言葉をさえぎったり、「どうせ口だけのくせに」などと無視したりしがちです。しかし、こうしたまわりの行動が本人を追い詰めることにもなりかねないのです。ですから、「大切なことを打ち明けてくれてよかった」と受けとめ、あれこれ口を挟まずに、まず本人の話に耳をよく傾けるようにしてください。そのうえで、「つらくても死んではいけない」「死なないでほしい」という気持ちを誠実に伝えることです。

自分の苦労話などをして本人の気持ちを変えようとしても、死にたいと思っている人のこころには響かないことがあります。必要に応じて、医師への相談などについて話し合い、最後には「打ち明けてくれてよかった。同じような気持ちになったときには、これからもいつでも話してほしい」と、本人に約束を求めることを忘れないようにします。

なお、自殺を考えていることを口にしない人もいます。以前に自殺企図の経験がある患者さんの場合には、そのときと似たような状態になったとき、本人の行動を観察することが大切です。そうした状態のサインとして、睡眠不足が続いている、焦燥感がある、身辺整理をし始めた、急に明るくふるまうようになった、珍しく贈り物をする、急に旅行へ行くと言い出すことなどが挙げられています。こうした変化に胸騒ぎがするときには、思い切って本人に確かめ、主治医に早急に相談するようにしてください。

●会社をやめて自信をなくしている

自らの意思であれ、会社から通告されたにしろ、会社をやめるということは、一般に、誰にとっても大きなストレスになります。病気が再発しなくても、退職した結果、自信をなくしてしまうと、なかなか次の行動を起こせないことがあります。

退職にかぎらず、失敗したり、自信をなくしたりすることは誰にでもありうることで、こうした試練に負けないことが、ストレス社会のなかで生きていくうえで必要になります。

周囲は気軽に「失敗から学べばいい」などと患者さんにアドバイスしがちですが、これが本人にとって重荷になることがあります。なかには、一度失敗したことは二度としたくないという気持ちが強くなる人もいます。

家族には、患者さんが退職したという結果ではなく、そこにいたる経過を「よく働いてこれたね」とねぎらっていただきたいと思います。ただ、何度も繰り返して〝慰め〟や〝励まし〟の言葉をかけると、本人にはかえってストレスになります。いいアドバイスよりも、本人の気持ちを理解することを心がけていただきたいと思います。

また、「気がすむまでゆっくりと休もう」と本人に言うのがよいとはかぎりません。失意の状態のまま、何もせずに家にいる期間が長引くと、新たな焦りやストレスを生むこともあるからです。特に、統合失調症の患者さんは、行き場がなくなると、新しい状況に直面することへの不安が高まり、外出などもおっくうになったり、昼夜逆転の生活になったりすることがあります。したがって、患者さんの状態にもよりますが、「ゆっくりと休む」のは単に寝ていることではなく、気分を切りかえるために何らかの楽しい活動をしていくことと考えるとよいでしょう。そして、あらかじめ、その期限をある程度決めておくほうが次の行動に移りやすくなると思います。

●昔のことをもち出してきては家族を責め立てる

患者さんが自分の病気や障害をなかなか受け入れられず、将来の希望も見出せない状況にあるとき、もって行き場のないつらさを家族にぶつけることがあります。

将来への展望が開けない患者さんは、どうしても過去のことに目を向けがちで、「あのときこうしてくれていたら」などと、今となってはどうしようもないことをもち出してくることがあります。時には、事実ではない過去の記憶（追想妄想）で家族を責めることもあるでしょう。

患者さんが執拗に責めるのに対し、家族は事実に反していると思っても、「病気だから仕方がない」と態度をあいまいにしたままでいたり、「私が謝って本人の気がすむことならば」と謝罪してしまったりすることが往々にしてあります。しかし、こうした対応を続けていると、本人は納得しないどころか、ますます強く家族を責めたり、当然の権利として理不尽な要求までするようになるかもしれません。かといって、本人の言葉に正面から反論して論破しようというやり方では、激しい口論となって、家庭内が抜き差しならない事態になるおそれがあります。

そこで、家族は、自分が同意しがたいことははっきり伝えつつ、しかも言い争いにならないような態度をとることが大切です。これは言うは易く行うは難しいことですが、言い争いにならないコツは、あれこれ反論しないで、言うべきことを静かに繰り返すことです。たとえば、本人がいろいろ言ったとしても、「君が言いたいことはわかったが、お父さんたちも悪意があって○○したわけではないことはわかってほしい」などと、ねばり強く返していくようにします。

それに対し、患者さんが声を荒らげたり、暴力に及ぼうとするときには、「落ち着いてほしい」「暴力を振るうことは絶対によくない」などと、これまた静かに返すようにします。主治医などから患者さんに注意してもらうことも時には必要でしょうが、家族が毅然とした態度を示さないと、本人が家族を責めることをやめないこともあります。

第9章　家族を支える

家族の悩みを減らす工夫

●夫婦が気持ちをひとつにする

自分の子どもが患者さんの場合、早く治ってほしいという気持ちは父母の間で一緒のはずです。しかし、父親と母親がいつも同じ気持ちで協力し合うということは、必ずしも容易なことではありません。一般に、父親は仕事で日中は家を留守にし、母親が患者さんと接する時間が長くなりがちです。こうしたことから、「父親が親身になってくれない」と母親が言えば、「母親が面倒をみ過ぎるからかえってよくない」と父親が応酬するような激しい意見の対立を時おり見聞きします。おそらく、こうした意見の違いは、子どもが病気になった場合、どの家庭でも多かれ少なかれ生じてくるものです。しかも、療養の経過が長くなると、意見が一致するどころか、逆に夫婦の関係がすっかり冷え切ってしまうことすら、まれにあるようです。こうなると、患者さんの治療に悪い影響が出ることが懸念されます。

夫婦間で意見が違うという話を聞いたとき、私は「お2人とも困っていらっしゃるのだな」と考えることにしています。先ほどの例では、母親は、自分なりに最善だと思う対応をしているのにうまくいかないと感じているのでしょうし、父親が親身になって聞こうとしなかったり、母親のやり方に不満を言ったりするのも、結局は自分ひとりではどうしたらいいのかわからないからということが多いと思われます。特に父親の場合は、妻から責められたと感じると、逆に患者さんから遠ざかったり、自分が感じている不安やつらさを打ち明けるかわりに患者さんに〝スパルタ式〟の無理を強いたりすることがあるような印象を受けます。

このような場合、父親と母親のどちらが正しいかを決めても問題は解決しません。大切なことは、自分たちが同様に困っていることを率直に認め合うことです。また、これまでの相手の育児や接し方に不満をもっていると、恨みつらみの気持ちが強くなる場合があります。そうしたことを話し合ったうえで、夫婦の関係が治療に影響を与えるということを再確認していただきたいと思います。

また、夫婦お互いができないでいることを責め合うのではなく、できることは何かを相談し、ともに協力して患者さんを支援する体制づくりをしてください。目標は遠くにあっても、とにかくできることから始めて、その後もできることを増やしていくことは、患者さんが病気を乗り越えていくことと同じ考え方です。

こうしたことは、本来、患者さんや病気の問題ではなく、夫婦のあり方の問題です。ときどき「子どもが病気になって家族がひとつになった」と話す家族に出会いますが、おそらく夫婦の間で地道なコミュニケーションを交わす努力を続けられた結果であると敬服しています。

●ほかの家族に理解と協力を求める

患者さんと両親のほか、きょうだいや祖父母が一緒に暮らしている場合もあります。同じ家族の一員として、みな患者さんのことを心配しているでしょうし、本当はそれぞれ自分の悩みをもっているかもしれません。

ほかの家族に理解と協力を求めるために、両親はいろいろな配慮を迫られることがあります。

［事例］　Yさん（男性）夫婦は、息子の言動が以前と違うことに気づいていました。「会社の同僚たちにいじめられている」としばしば訴えるのですが、現実には起こりそうもない妄想めいたことばかりを口にします。精神科を受診させようとしましたが、Yさんの奥さんの両親から「孫がいじめられていて不憫。会社をやめさせたほうがいいのでは」という電話がかかってきました。祖父母は、孫の言うことを全部うのみにして信じきっており、病院へ行くことにも反対します。Yさん夫婦は、両親を説得することに時間を費やし、息子を受診させるのが遅れてしまいました。

患者さんについて、夫婦の場合は、何でも話し合うことが目標になりますが、患者さんのきょうだいがまだ成人していなかったり、祖父母が高齢であったりすると、どこまで話して、どんな協力を求めればよいのか迷ってしまうこともあります。いずれにせよ、患者さんが知らない情報を、両親が患者さんより先にほかの家族に伝えることは好ましくありません。話をするときには、できれば患者さんにも同席してもらったほうがよいでしょう。その際には、必ず「時間は少しかかるかもしれないが、きちんと療養すれば必ずよくなる」ことを伝えていただきたいと思います。家族が揃って医療機関へ出向き、医師から伝えてもらうことができればなおよいでしょう。

患者さんが病気になったことで、きょうだいから不安や不満が両親に訴えられることがあるかもしれません。そうした不安や不満はいろいろな問題のもとになる可能性があるので、口に出してくれることが望まれます。そのようなときには、とにかく話を最後まで聞くことが大切です。訴えを聞いても、説明やアドバイスがうまくできず、正直にそう答えるしかないこともあります。でも、「先生にも聞いてみる」などと家族の悩みに対応する姿勢を示すことが大切で、頭ごなしに「そんなことは自分で考えなさい」とか「私も大変なのにつべこべ言わないで」などと、悩みを訴えた人に罪悪感をもたせるような返事を返すことは好ましくありません。

きょうだいには、自分の生活を維持することを最優先してもらい、そのうえで、患者さんや両親のために協力してもらえそうなことがあれば依頼します。何かやってくれたときには感謝の言葉を添えることを忘れないようにしてください。

祖父母の場合は、同居の有無にかかわらず、積極的に病状を聞いてきたり、場合によっては患者さんや両親にあれこれ指図をするようなこともあるかもしれません。特に育児の方法などについて責められると、母親はつらい立場に追い込まれることにもなります。祖父母に対しては、夫婦で協力して対応することが大切です。

●家族だけで抱え込まない

統合失調症の患者さんを身内にもつ家族は、どのような悩みを抱えているのでしょうか。

日本社会事業大学の大島巌氏がかつて作成した「生活困難尺度」というチェック表があります（表13）。この表をみると、家族の悩みは次の３つに大別できるようです。

表13　生活困難尺度チェック表

	苦労の内容	なし	少しある	大いにある
1	本人にかかる経済的負担	0	1	2
2	本人の世話で仕事に出られない	0	1	2
3	本人の世話で家事に手がまわらない	0	1	2
4	家庭内で口論が増えてくつろげない，一家だんらんの機会が少なくなった	0	1	2
5	本人をおいて留守ができない，自由に外出ができない	0	1	2
6	近所に肩身の狭い思いで近所付き合いがうまくいかない	0	1	2
7	親戚との隔たりができ，親戚付き合いがうまくいかない	0	1	2
8	自分だけの時間がもてなくなった	0	1	2
9	本人の世話で心身ともに疲れる	0	1	2
10	ほかの家族の結婚問題などで気苦労が多い	0	1	2
11	家族の将来設計が立てられない不安や焦りがある	0	1	2
12	服薬を続けさせる苦労がある	0	1	2
13	家族に迷惑をかけたり暴力を振るったりすること	0	1	2
14	家族以外の人に迷惑をかけたり暴力を振るったりすること	0	1	2
15	病状の急変や再発，自殺などの心配	0	1	2
16	病院（主治医）と家族の考え方がずれている	0	1	2

（全家連保健福祉研究所編：精神障害者家族の健康状況と福祉ニーズ '97～第3回全国家族調査（Ⅰ）地域家族会篇～ぜんかれん保健福祉研究所モノグラフNO. 18，全国精神障害者家族会連合会，1997年）より改変

ひとつ目は、治療費、生活費、将来の経済的不安など、経済的な問題についての悩みです。

2つ目は、病気にかかわる周囲の偏見についての悩みです。

3つ目は、服薬に関する苦労や、暴力、自殺企図など、患者さんについての悩みです。

こうした問題は、もともと患者さんが病気になったために生じたものです。家族の願いは、当然のことながら、何をおいても患者さんがよくなることです。家族、とりわけ親は「私の力で治してみせる」というような気持ちから自身の生活を犠牲にして、患者さんにかかりきりになりがちな時期があります。治療が始まると、家族以外のさまざまな専門職が関与するようになります。このときの家族の役割は、患者さんが受けるべき支援の内容を知り、そうした支援がスムーズに行われるように見守ることです。ですから、患者さんが回復するにつれて、家族の役割もだんだん軽くなっていくはずです。

ところが、現実には、月日がたつうちに、だんだん家族の役割が大きくなっている（と感じられる）場合があるようです。たとえば、急性期の幻覚や妄想はおさまったものの、家にひきこもりがちな生活を続けるようになる患者さんが少なからずいます。このような状態に対しては、家族の力だけで改善できるわけではなく、本来は専門家が関与すべきことなのです。しかし、なかなか積極的な関与が得られず、「本当にこれでいいのだろうか」と思いながらかかわっているうちに、疲れや苛立ちが患者さんへ向いて、頭ではわかっていても患者さんにつらく当たってしまうことになりがちです。そして、こうした家族の態度が、患者さんの病気を悪くする可能性を高めることは、114ページの「感情表出」のところで説明したとおりです。

家族は、自分ができることを行い、できないことはまわりに支援を求める姿勢をもち、自分の生活にゆとりをつくることを心がけることが大切です。患者さんがいろいろな専門家に支えられ、さまざまなサービスを利用して回復するように、家族も「私たちは、自分たちを支えてくれるこんな多彩なネットワークをもっている」と、胸を張れるようになっていただきたいのです。

●分かち合いの場に参加する

家族にとって、自分たちでできることは何か、できないことはどこに支援を求めればよいか、などについて知ることは、実は容易ではありません。そのためには、とにかくいろいろな人に出会うことが大切です。そのなかには、専門家だけでなく、同じ経験をした家族も含まれます。多くの人に出会えば出会うだけ、情報や経験が肉づけされ、役立つものになるはずです。

地域や医療機関で行われている家族会や家族教室に参加することは、気持ちを分かち合える人たちとの出会いをつくることに役立ちます。

●家族会

精神障害者の「家族会」は、患者さんを身内にもつ家族の集まりです。全国に１２００か所ほどあり、病院や保健所などで活動を行っています。

家族会は、患者さんの家族が集まり、個々の家族だけでは解決が難しい問題について知恵を出し合い、励まし合い、協力して事態を解決していくことを目的としています。

家族会の例会では、自分の悩みやつらさを仲間に聞いてもらい、また同じような立場にあるほかの家族の体験談を聞くことができます。そのことで「悩んでいるのは自分の家庭だけではないことがわかっただけでも、何かホッとした気持ちになれた」と話す家族がたくさんいます。また、病気についての正しい知識や、患者さんと生活するうえでの知恵、利用できる社会資源の情報などを得ることもできます。

病気のことを知ることで、家族は自分を責めていたことの誤りにも気づくことでしょう。患者さんとの距離のとり方や、家族としての気持ちの整理の仕方などを知ることで、患者さんとの間に適当な距離ができて、接し方の工夫が生まれてくるかもしれません。

このほか、家族会では、地域の人を対象とした講演会や公開講座を開催したり、行政や自治会の催しに参加したり、家族の手記の配布などさまざまな啓発活動も行っています。

なかには、家族会自身が共同作業所やグループホームなどの社会復帰施設の運営を手がけたり、精神障害者への助成金の獲得に向けて運動するなど、社会に働きかけ、活動する団体へと発展している家族会もあります。

●家族教室

病院、保健所、市町村の保健センター、精神障害者の施設などで「家族教室」を開いているところがあります。家族教室とは、複数の家族と専門家がともに学び合う会のことをいい、家族の負担を軽くし、病気の回復と再発防止が目標になります。家族会と異なるのは、家族会は家族が主体となって運営されているのに対し、家族教室はスタッフが主体となってプログラムを定め、運営されている点です。

家族教室は、1回かぎりのものから何年にもわたって行われるもの、発病間もない患者さんの家族を対象にしたものから慢性化した患者さんの家族を対象にするものなど、内容も形式もさまざまですが、一般的な家族教室のおもな内容は以下の3点です。

★病気について学び、情報を得る……専門家から統合失調症についての正しい知識や治療法を学び、リハビリテーションや社会資源の活用方法などの情報を得ます。

★話し合う……家族がそれぞれの体験や悩みを語り、対応の方法を披露し合うことで、家族ひとりひとりが情報の提供者になると同時に受け手にもなります。

★コミュニケーションの練習……患者さんへの接し方やコミュニケーションの方法をグループで練習します。

「ひきこもり」と家族の願い

　精神障害者の家族会は、精神障害者の福祉的施策がほとんどなかった時代から、会員が寄付を出し合って小規模作業所を作るなど、地域の精神保健福祉のために貢献してきました。その全国組織が、公益社団法人全国精神保健福祉会連合会「みんなねっと」です。「みんなねっと」は、家族に対する支援活動として情報誌『月刊みんなねっと』の発行、学習会や電話相談なども行っています（電話03－6907－9212、毎週水曜日10：00～15：00）。それでも、作業所などに通うことができない精神障害者はまだ数多くいるのが現状です。こうした問題への試みとして、著者もかかわっている神奈川県川崎市の家族会（あやめ会）の「窓の会」活動では、ボランティアによる家庭訪問などを通じて、ひきこもりがちな精神障害者の社会参加のきっかけづくりを支援してきました。しかし、全国的にみると「ひきこもり」の人に対する対策が十分とはいえず、家族会では「ひきこもり」の問題の解消に向けて専門家の訪問などによる適切な支援体制の整備を求めています。

●自分のために使う時間を確保する

こころとからだは互いに影響を及ぼし合うもので、疲れていると、ささいなことを心配し過ぎたり、考えが悲観的になりがちです。患者さんだけでなく、家族も仕事の量を見直したり、十分な睡眠を確保するなど、健康的な生活を心がけましょう。

また、患者さんのために使う時間のほかに、家族自身のために使う時間をつくることも大切です。読書、手芸、テレビ視聴、囲碁、将棋など自分の好きなことに没頭したり、たまには病気のことを忘れてのんびりする、そんな時間があってこそゆとりが生まれてきます。

時には、患者さんやほかの家族に留守番を頼み、外出することも大事です。外出しない家族にわけを聞いてみると、「疲れている」「時間がない」「自分がいないと本人が困る」などの答えが返ってきます。確かに、外出することは大変なことですが、思い切って外に出ると、忘れていた楽しい気分が一時的にせよ湧いてくることもあるでしょうし、患者さんに対する「巻き込まれ過ぎ」を修正する効果もあるはずです。

「旅行好きだったのに、子どもが発病してから行ったことがない」という話を時々、耳にします。このような場合に大事なのは、とにかく旅行に行くことを決め、「そのためには、誰に何を頼めばいいのか」という視点から問題を考え、その問題をひとつひとつ解決していくことなのです。そのときには、患者さんにもお願いしなければいけないことが出てくるでしょう。そのことで患者さんと家族の関係が変わり、患者さんの生き方が変わっていく可能性もあります。患者さんが生きていくうえで支援を受けることは必要ですが、逆に家族から信用され、頼られることも同じくらいに必要なのです。

●隠さない生き方

患者さんの病気を外部の人に知られないようにしたいと思う家族は少なからずいます。隣近所や親類に対して、身内が精神疾患を発病したことを秘密にしている家族はいまだ少なくないと思います。なかには、近くの病院だと知り合いに出会う可能性があるという理由で、わざわざ遠くの病院を選んでいる家族もいました。この背景には、患者さんが治ったときに就職などで不利になると考えたり、本人のきょうだいにまで累《るい》が及ぶのを心配していることなどが考えられます。家族がこうした心配をしなくてもすむようになるには、社会が精神疾患に対してもっと理解をもつ必要があります。

日本精神神経学会では、国内外の学術団体とも連絡をとり合いながら、精神疾患に伴う差別や偏見を是正するための運動を行ってきました。そうした運動が十分に実を結ぶまで、不必要な誤解を避けるためには、病気について周囲に隠すこともやむを得ない面があります。

しかし問題は、患者さんの療養が長引いてきたとき、こうした態度が及ぼす影響です。家族自身の親戚付き合いや近所付き合いに影響が出るだけでなく、家族が極度にまわりに気をつかっていると、患者さんの治療経過に影響を与える場合があるのです。

[事例]　Zさん（男性）は、自分が発病して働いていないことを隣近所に知られたくないと言って、買い物に行くのもがまんし、日が暮れるまでずっと家に閉じこもって過ごしていました。ところが、何かの機会に病気のことが周囲にわかってしまい、家族はその影響を心配していました。すると、何人かの知り合いから「実はうちにも精神疾患にかかった人がいる」と電話がかかってきて、家族はひどく驚きました。そして、そのことを機に、家族はこれまでの経過などを相手に話すことができ、相手も似た

ような体験をしていることを知ったことでこころのおもりが軽くなり、それ以降はいろいろなところから情報が入りやすくなりました。

隠していることを知られてしまい、みなに広まったと感じると、気持ちが落ち込んでしまいがちですが、自分から決意して人に話したときには、不思議にこころのつかえがとれるようになることが多いようです。ですから、いつか、どこかで、必要なときに、必要な範囲で、自分から病気のことをオープンにすることが必要だと思います。

ある家族は、身内が精神科の医療機関へ通っていることを思い切って友人に話したところ、特別な反応がなかったのでかえって拍子抜けしたと言っていました。まさに、「案ずるより産むが易し」という場合もあるのです。

親亡きあと

●ひとりで生きていくために何が必要か

患者さんの家族に対し、「本人の10年後」について行った調査報告があります（神奈川県川崎市あやめ会調べ）。その結果をみると、75・9％の家族が不安を感じており、そのおもな理由は「親自身が高齢で、本人の面倒をどうするかあてがない」「親が死んだあと、自分にかかわって誰が面倒をみてくれるかが心配」「親亡きあと、きょうだいたちとの関係が心配」などでした。

また、患者さんの将来の備えについて「親亡きあとのために何か準備をしているか」という質問に対しては、「準備している」と答えた人は約3割にとどまり、その内容も「お金、土地、保険、家屋」な

図12　単身生活をするうえで困っていること

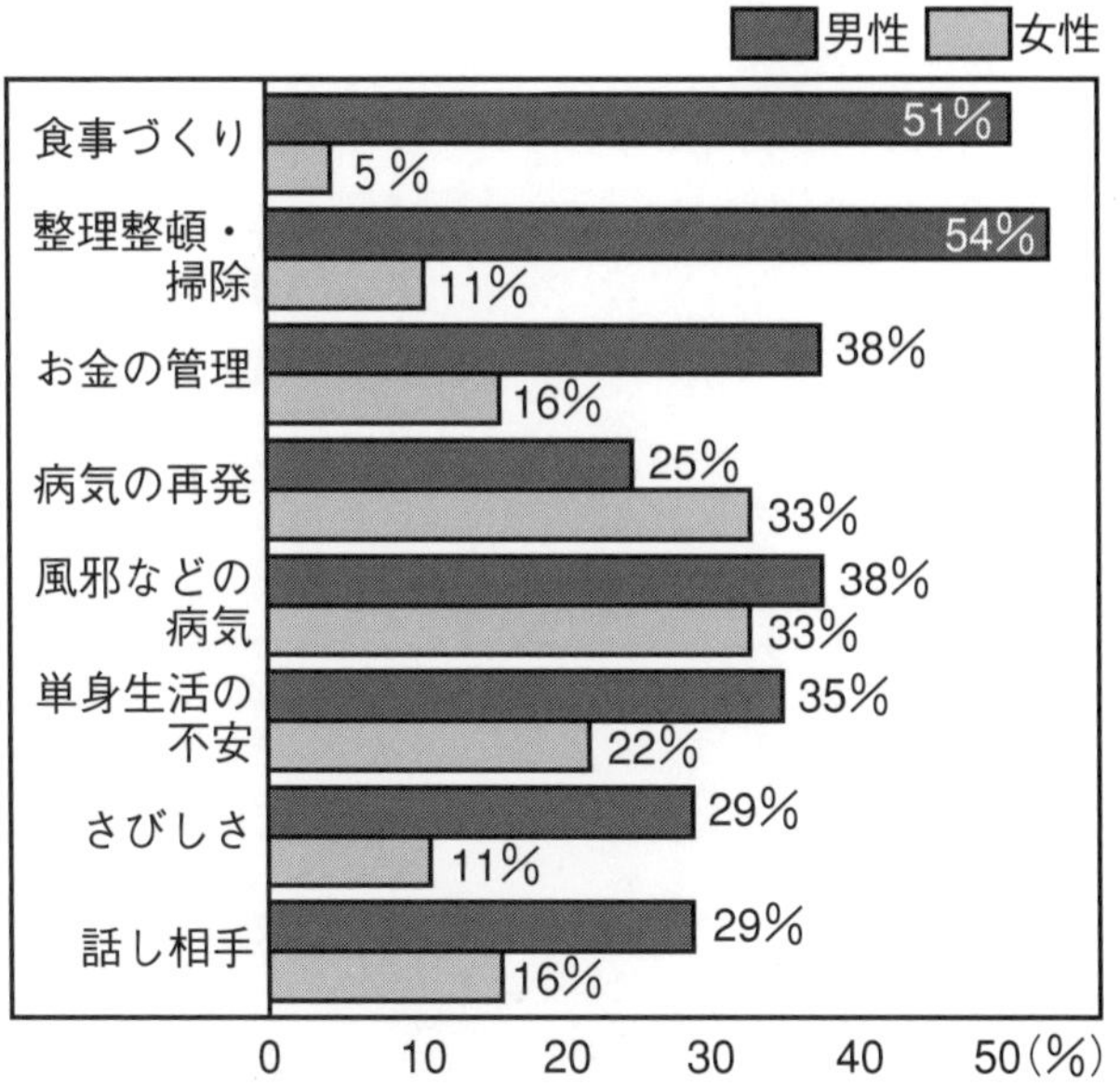

（千葉信子〈多摩たんぽぽ訪問看護ステーション〉調べ）

ど財産に関するもので、その運用のことになると心配は広がる実情にあります。

一方、独身で単身生活をしている患者さんに対し、どんなことに困っているかについて質問したアンケート結果があります（多摩たんぽぽ訪問看護ステーション・千葉信子氏調べ）（図12）。

対象者の全員が、ほとんど親を頼れないような状況にある人たちです。

その結果をみると、女性に対し、男性は生活の直接的支援や話し相手などの心理的支援をより強く求めているようです。

患者さんが単身生活を送る際に何が必要かを考えるとき、家族は経済的なことを心配しがちですが、実際は金銭問題が一番ではないということがわかります。

ひと昔前までは、「自分の目の黒いうちは面倒をみるけれど、親が死んだあとに入所できるいい施設はないいか」という家族が少なくありませんでした。

統合失調症という病気は、徐々に回復していき、また新しい環境になじむまでに困難を感じることが多い病気なので、「親が存命中」「親亡きあと」という分け方は本来、好ましくありません。親がいなくても今の生活が続けられるように、患者さんへの支援のあり方を少しずつ考えていくようにしたいものです。

親亡きあとにうまく生活していくためには、第6章の**表11**に示した「回復に向けた目安」をひとつでも多くもっていることが大切です。これらを少しずつ実現していくための工夫の仕方については、本書のいろいろなところで述べてきました。

あえてひとつつけ加えるとすれば、親が、親離れ・子離れを可能なかぎり早くしていこうという姿勢をもつことの重要さです。

患者さんがひとり暮らしを希望したときなどは心配でしょうが、専門家の意見も聞いて前向きにこれを受けとめ、本人の力を信じて、少し離れたところから見守る心境になっていただきたいと思います。現に、多くの人が病気から回復し、地域で暮らすようになっていますから、こうした人たちの暮らしぶりや経験からも多くを学ぶことができます。

●財産の管理

■成年後見制度

成年後見制度は、判断能力の不十分な成年者（精神障害者、知的障害者、認知症の高齢者など）に成年後見人を選定し、本人の権利を保護する制度です。高額な財産を管理しなければならないときや親族などと複雑な利害関係があるとき、不動産など管理するのが難しい財産があるときなどに利用されます。金銭管理に問題がある人の場合には、後見人と福祉などの専門家がチームを組んで社会生活を可能にするための支援を行うことも増えてきました。

成年後見人は、本人の障害の程度により「補助人」「保佐人」「後見人」に分けられ、それぞれ与えられる代理権、同意権、取消権などが異なっています。成年後見人はこれらの権限を使い、本人が可能なかぎり良好な生活を営めるように配慮する義務を負います。後見人や保佐人は保護者になりますので、医療を受けさせる義務についても、ほかの精神保健の専門職と協力して行うことになります。

２０００年から制度の内容が変わり、弁護士や社会福祉士など家族以外に適当と思われる人を家庭裁判所が成年後見人として選任するようになっています。福祉団体などの法人が成年後見人に就任することもできます。ただ、弁護士などの場合、報酬を支払わなくてはならないため、ある程度、経済的な余裕があることが必要になると思われます。

申し立てを行うのは、患者さんが居住している地域の家庭裁判所です。補助・保佐・後見の制度は、それぞれ要件が異なるので、行政の福祉などの担当窓口や、社会福祉協議会、病院のソーシャルワーカーなどに問い合わせてください。

■相続税の障害者控除

相続人である障害者の障害の程度と年齢に応じて、相続税が減額される制度です。申告は、相続から9か月以内に、居住地の税務署で行います。

■贈与税の非課税（特定贈与信託制度）

信託銀行で扱っている生前贈与のひとつで、精神障害者を対象に、３０００万円まで非課税となります（重度の障害の場合は６０００万円まで）。ただし、不動産に関しては扱われていません。

■心身障害者扶養保険共済制度

心身障害者の保護者が一定額の掛け金を納め、保護者に万一のことがあった場合、残された本人に終身一定額の年金が支給される制度です。内容は市区町村により異なるため、それぞれの機関の窓口に問い合わせてください。

Q&A

Q 本人が金銭管理ができず将来が心配です。

A 金銭を管理できるかどうかは、生活を左右する大きな問題です。この能力が備わらないと、生活していくことが困難になります。

本人に金銭感覚を身につけてもらう一法として、小遣いを本人の要求時ごとに渡すのではなく、ある一定期間に必要な額を本人と話し合い、定期的に渡す方法などが考えられます。そして本人に小遣い帳をつけてもらい、収入と支出のバランスをとることを意識してもらいます。うまくいかない場合には、何が問題だったのかを話し合うことが大切です。

浪費傾向が強い場合には、家計の収支を本人にみせて、無理な金銭要求には応じられないことを理解してもらうようにします。要は、患者さんを子ども扱いせず、徐々に計画的な支出ができるように見守ることが大切なのです。

Q&A

Q 保護者の制度が廃止されたと聞きました。具体的には、何が変わったのでしょうか？

A 2014年に法律が改正されるまでは、後見人、保佐人、配偶者、親権者、扶養義務を有する3親等内の者のうちから家庭裁判所が選任した者のいずれかひとりが保護者となることが義務づけられていました。

保護者の制度が廃止されたことに伴う最も大きな変化は、医療保護入院の際に、保護者ではなく保護者と同じ範囲の「家族等」の誰かひとりの同意で入院できる制度となったことです。「家族等」に該当する人は、入院中の精神障害者の退院請求や処遇改善を求めることができます。また、従来保護者の義務とされてきた「医療を受けさせる義務」などは廃止されましたが、これを担うべきほかの機関は定められず、家族の実質的な負担を減らすにはいたっていません。

家族の回復――まとめにかえて

患者さんが病気を受けとめ、回復していくように、家族にもまた、運命に直面して翻弄され、苦労をし、場合によっては大切なものを失いながら、同時にその体験を通じて力をつけていく「回復」の過程があります。

身内の病気は、家族を崩壊させる危機であると同時に、家族が本当に家族らしくなれる好機でもあるのではないでしょうか。子どもが非行などの問題を起こしたために、かえって家族がまとまったという話を聞くことがあります。病気の療養にも同じことがいえると思います。

家族というと、世間では、ホームドラマに出てくるような和気あいあいとした家族をイメージすることが多いようです。私は、いかにも幸せそうに思われている家族は、当たり前ではない苦しみのなかから初めて生まれてくるものではないかという気がしています。

ここで、「家族が回復する」とは、どういうことなのか考えてみましょう。

ある人にとっては、希望を抱きながら献身的に患者さんの面倒をみることが回復かもしれませんし、ある人にとっては、患者さんから離れて自分の人生をしっかり歩もうと決意することが回復かもしれません。成人した患者さんの家族には選択の自由があります。しかし、どのような選択をしたとしても、回復を得ることは可能であると考えています。

私は、家族が回復する、つまり病気に負けないために着目したい視点として、次の5点を提案したいと思います。以下、順にみてみましょう。

●病気を理解する

統合失調症についての教科書的な説明では、「ものの感じ方、思考、意欲、行動などの面に症状があらわれる精神疾患である。いまだに原因は十分に解明されていないが、親の育児の失敗が原因ではない。青年期に発病することが多く、急性期には幻覚や妄想などの症状を呈し、慢性化すると精神機能が種々の程度、低下することがある。最近では、新薬の開発やリハビリテーションの展開によって、長期入院はむしろ例外と考えられるようになった。回復して不自由なく社会生活を営む人も増えている……」などと要約されています。

このような説明は、家族にとって満足のいくものではないでしょう。家族が知りたいのは、自分の身内の病気が治るのかどうか、今後どうなっていくのか、自分たちが今、何をすればよいのかといったことだからです。

しかし、この点については、専門家であっても、10年後にどうなっているかなど明言できないこともあります。要するに、「統合失調症を甘くみないでください。でも決して不治の病ではないので希望をもってください」ということなのです。

家族が病気を理解するためには、患者さんの病状に即して逐一、専門家に質問するようにしてくださ い。また、できるだけ多くのほかの患者さんや家族に会って、回復とはどういうことかを自分で体験することも必要です。

●患者さんを理解する

病気を抱えた患者さんをどう理解し、どういう態度をとればよいのかについて考えてみましょう。

患者さんは、こころのなかで家族に迷惑をかけてすまないと思っているはずです。彼らの話を聞くと、「入院したときに家族が励ましてくれて涙が出た」とか、逆に「気のもちようで病気はどうにでもなると思われてくやしかった」など、家族に理解してほしいという気持ちがとても強いことがわかります。

病気になって最も苦労しているのは本人自身であることを周囲の人は忘れないこと、また、人間はどんな状態でも自分のことを真剣に考えているものだと信じることが何より大切です。

患者さんのとる態度が一見、周囲の期待とずれていたとしても、よく話を聞いてみると、本人が自分の置かれた立場でまじめに考え、行動していることがわかるようになります。本人の行動を、病気の自覚がない、考えがまとまらないなどと、すぐ病気のせいにしてしまうことや、逆に、なまけているとか、わがままだとか人格を否定するのは正しくありません。

もちろん、最初はそうならないように努めている家族が大多数ですが、病気が長くなるにつれて、つい「あなたがそんなところでゴロゴロしているから……」などと言ってしまいがちです。家族と患者さんの関係は非常に近いので、こういったことを言わないですませるには、特別な自覚が必要になります。もっとも、これは、本人が希望することを何でもかなえてあげるとか、患者さんに意見してはいけないということではありません。

人を理解するとは、その人のために最もいいと考えられる行動をとることではないでしょうか。私が考える「その人にとっていちばんいいこと」とは、「自分でできることは自分で行い、できないことがあれば周囲の助けを求め、最終的には自分の行動に責任をとれる」ように支援すること、だと思います。ただし、こうしたいわば理想と、現に本人が家族に要求してくる内容の間にはギャップがあることは否めません。多くの家族が困惑するのは、この点です。しかし、杓子定規に適用できるマニュアルがあるわけではないのです。コミュニケーションをとるうえで最も難しいのは、自分との不一致や自分の不快感を相手にうまく伝えることといわれています。

必要ならば専門家に意見を求めたり、家族同士の交流を通じて経験を蓄積しながら、個々の場面で試行錯誤を繰り返すことが結局、最も早い解決法になると思われます。

●医療関係者とのいい付き合い

私は、非営利団体が主催する「専門家と家族の交流会」という集まりに参加してきました。そこに参加している家族の方々に、「精神医療に対して期待すること」についてのアンケートをお願いしたことがあります。その結果をみると、「主治医が熱心に診察してくれる」などという感謝の意見のほかに、不満の声もかなり聞かれました。

たとえば、医師に対しては、「精神科の病気は、薬だけでなく患者とコミュニケーションをとりながら治療をしていかなければいけないと思うのだが、今のドクターは何も言わない」など、保健所の職員に対しては、「家庭訪問をしてくれた保健師さんは、家族に対し『大変ですね』と他人ごとのように話していた。親身に世話をしてくれる様子が見受けられなかった」など、作業所の職員に対しては、「患者や家族に対して『世話をしてやる』というような態度で接してくる人がいた」などの意見でした。

このような感想は、家族が直接その専門家に言った言葉ではなく、アンケートに答えるという形で初めて洩らされたことでした。家族は、質問や不満を専門家に言っても解決しないだろうと考えるのか、「嫌だったら来ないでください」と言われるのをおそれるのか、本当に言いたいことを遠慮していることが少なくありません。しかし、人間関係は、言いたいことが自由に言えて初めてうまくいくものです。言われないと事態は変わりませんし、言わないでいるほうの精神状態にもよくありません。

弁護士の鈴木利廣氏は、「病気の治療法について十分に調べて主治医とやりとりをすれば、しなかったよりもずっといい結果が得られる」と話されています。

勉強しながら、専門家に対して文句も言えるような存在になるのを目指すことが、病気に負けない家族であるために大事なのではないかと思います。とはいっても、医学の素人である一般の人は、ひとりで医学の情報を適切に集められないこともあるでしょう。そのようなときは、主治医以外の専門医にセカンドオピニオン（86ページ参照）を求めることも一法です。

●家族自身の生き方を変える

身内が発病した直後、家族のこころには、自分のせいで病気になったという自責の念や、「私が治してみせる」という決意、あるいは、もう治らないのではないかという絶望感など、さまざまな思いが去来します。

ところが、病気の経過が長引き、慢性期の状態が続くようになると、こういった家族の気持ちに変化が生じてきます。

強い自責の念や絶望感は、「よくならないなら、せめてできるかぎり楽をさせてあげたい」という憐《れん》憫《びん》の情へと変わってくるかもしれませんし、「私が治してみせる」という決意は、いつしか「先々のことはともかく、私の目の黒いうちは責任をもつ」という悲壮感になってくるかもしれません。そうして、いつも患者さんのことを中心に考え、始終自分がそばについていないといけないと思い詰める家族もいます。

しかし、家族は患者さんの世話をいつまで続けられるでしょうか。

患者さんが20歳で発病したとすると、そのとき親御さんはだいたい50歳前後でしょう。それから10年ほどたつと、父親は退職し、収入の面でも体力の面でも発病時と同じようには援助できなくなってきます。このころになると、家族の援助だけではどうしようもない壁に突き当たるわけです。

家族は自分たちだけで背負い込まず、できないことは周囲に援助を求め、何より自分自身の人生を大切に考えることが大切なのです。

●社会に対する姿勢を考える

家族が、自分ができること、あるいは自分がしたいと思う社会的な活動を行うことは、患者さんや家族が抱える問題解決のための手段であると同時に、患者さんへの力強い後ろ盾となります。しかし、こうした活動は、家族の誰でもがすぐにできるというものではありません。

精神疾患に対する社会の偏見はまだまだあり、ただ家族に勇気を出すよう励ますだけでは、家族の態度が変わることは難しいでしょう。それには社会の人々が、精神障害についてもっと理解する必要がありますが、それは専門家の仕事です。専門家は、できるだけ家族の気持ちに配慮した支援体制をつくる必要があると思います。

たとえば、行政機関などでは、氏名や居住地を明らかにしなければ相談に乗らないことがあります。しかし、なぜ名乗らなければ相談ができないのでしょうか。考えようによっては、名前を名乗れない人ほど相談の必要性が高いともいえます。

匿名で相談を依頼することは、家族にとって初めての社会的な行為であるかもしれません。しかし、ひとたび何らかの社会的行動を起こすと、それが縁になって周囲から支えられ、だんだん行動の半径が広がっていくこともあります。

専門家にできることは、家族に社会的行動を起こさせるように環境を整えることであって、社会的行動を起こすように指図することではありません。やるかやらないか、何をやるかは家族自身が決めることです。ただ、家族が意を決して行うときこそが、社会を変えるエネルギーが生まれるときだと思われるのです。

病気にかかることが特別ではないのと同じように、私が述べてきた5つの視点も、ことさら言うまでもないような当たり前のことです。ただ、当たり前のことが、実は最も実行に移しにくいことは、人生のいたるところで経験されているのではないでしょうか。

人は、困難な状況に対処するための特効薬の類がどこかにあるのではないかと一度は期待するものです。病気に負けない家族とは、こうした期待が現実的ではないと知ったあと、自分なりに工夫して人生を生きていく人たちであると思います。

回復した家族のあり方

（1）病気に対して
　障害を残したり、完治しない可能性があることを知っている。一方で、何とかなるという希望、何とかしたいという意思をもっている。
（2）患者さん本人に対して
　優しさや温かさをもっている。一方で、厳しさを併せもっている。
（3）専門家に対して
　専門家のサービスに感謝の気持ちをもっている。一方で、不安、不満、要求を表明することができる。
（4）自分に対して
　患者さんにかかわる決意をもっている。一方で、自分の人生の目標や楽しみを追求することができる。
（5）社会に対して
　患者さんのために不必要なことは言わない。一方で、必要なら、本人のために行動し、要求を出す力、社会的活動を行う力をもっている。

- 全家連保健福祉研究所編：精神障害者家族の健康状況と福祉ニーズ '97，全国精神障害者家族会連合会，1997年.
- 全国精神障害者家族会連合会編：月刊ぜんかれん，1992年10月号，11・12月合併号，1999年6月号，2000年3月号.
- 全国精神障害者家族会連合会編：日本の精神障害者と家族の生活実態白書，全国精神障害者家族会連合会，1986年.
- 全国精神障害者家族会連合会編：ハイ！相談室です，全国精神障害者家族会連合会，1997年.
- 全国精神障害者団体連合会準備会，全国精神障害者家族会連合会編：こころの病 私たち100人の体験，中央法規出版，1993年.
- 田上美千佳編著：家族にもケア，精神看護出版，2004年.
- 高森信子監：統合失調症の人の回復力を高める家族のコミュニケーション，NHK厚生文化事業団，2009年.
- 月崎時央：正しい精神科のかかり方，小学館，1998年.
- 融道男：向精神薬マニュアル 第2版，医学書院，2001年.
- 融道男ら監訳：ICD−10 精神および行動の障害 臨床記述と診断ガイドライン 新訂版，医学書院，2005年.
- 中村ユキマンガ・構成，高森信子原案・監：マンガでわかる！統合失調症 家族の対応編，日本評論社，2016年.
- 日本精神神経学会（日本語版用語監），髙橋三郎，大野裕監訳：DSM−5 精神疾患の診断・統計マニュアル，医学書院，2014年.
- 野中猛：分裂病からの回復支援，岩崎学術出版社，2000年.
- 増川ねてる，藤田茂治編著：WRAPを始める！，精神看護出版，2016年.
- 的場由木編著，佐藤幹夫監：「生きづらさ」を支える本，言視舎，2014年.
- みんなねっと事務局編，白石弘巳監：わたしたち家族からのメッセージ，全国精神保健福祉会連合会，2009年.
- 八木剛平：統合失調症の薬がわかる本 改訂3版，全国精神障害者家族会連合会，2004年.
- 渡辺哲夫：知覚の呪縛，筑摩書房，2002年.

引用・参考文献

- イアン・R. H. ファルーンら著，白石弘巳，関口隆一監訳：家族のストレス・マネージメント，金剛出版，2000年.
- 伊藤順一郎：統合失調症/分裂病とつき合う 改訂新版，保健同人社，2002年.
- 乾達：統合失調症からの回復のヒント，白澤社，2014年.
- 上島国利，白石弘巳監：すまいるナビゲーター ブックレットシリーズ No. 3，統合失調症ABC 回復を促す“家族の接し方”，2017年.（https://www.smilenavigator.jp/tougou/）
- 岡知史：セルフヘルプグループ，星和書店，1999年.
- 岡上和雄編，計見一雄一部執筆：分裂病のリハビリテーション，金原出版，1988年.
- 木田直也ら著：Clozapineの治療継続性と有効性，臨床精神薬理 第20巻1号，星和書店，2017年.
- クロザリル適正使用委員会：クロザリルの説明文書，2017年.（http://www.clozaril-tekisei.jp/tejun.html）
- 埼玉県立精神保健総合センター心理教育グループ編，木戸幸聖監：心理教育実践マニュアル，金剛出版，1996年.
- 佐藤光源，井上新平編，精神医学講座担当者会議監：統合失調症ガイドライン 改訂版，医学書院，2008年.
- C. M. アンダーソンら著，鈴木浩二，鈴木和子監訳：分裂病と家族（上）(下)，金剛出版，1988年，1990年.
- J. キャンベルら編：よい状態を求めて 第6巻，カリフォルニア精神保健局，1989年.
- J. レフ，C. ヴォーン著，三野善央，牛島定信訳：分裂病と家族の感情表出，金剛出版，1991年.
- 白石弘巳著，岡崎祐士編：本人・家族のための統合失調症とのつきあい方，日本評論社，2010年.
- 世界精神医学会著，日本精神神経学会監訳：こころの扉を開く，日本精神神経学会，2002年.

白石 弘巳（しらいし　ひろみ）

東洋大学ライフデザイン学部教授。専門は精神医学、精神保健学。

1953年生まれ。東京医科歯科大学大学院修了（医学博士）。

内科研修後、正慶会栗田病院、埼玉県立精神保健総合センター（現・埼玉県立精神医療センター）などで精神科臨床に従事。1996年から2004年まで東京都精神医学総合研究所に勤務し、精神保健福祉に関する制度や本人とその家族に対する支援のあり方に関する研究に従事。2005年より現職。2018年4月より埼玉県済生会鴻巣病院に勤務。

日本精神保健福祉学会理事（副会長）をはじめとする複数の学会の理事や評議員、国や行政の委員、家族会の理事を歴任。2017年より一般社団法人メリデン・ジャパン―ファミリーワークプロジェクト代表理事、社会福祉法人めぐはうす理事長。

『統合失調症からの回復を支える』（星和書店、2010年）などの著書のほか論文多数。

家族のための統合失調症入門　増補新版

2005年5月30日　初版発行
2011年3月30日　改訂版初版発行
2018年3月20日　増補新版初版印刷
2018年3月30日　増補新版初版発行

著　者　白石弘巳
発行者　小野寺優
発行所　株式会社　河出書房新社
〒151-0051　東京都渋谷区千駄ヶ谷2-32-2
電話：03-3404-1201（営業）／03-3404-8611（編集）
http://www.kawade.co.jp/

●

編集　髙森千織子
装丁　保田　薫
装画　大留希美江
印刷　株式会社亨有堂印刷所
製本　小髙製本工業株式会社

●

Printed in Japan
ISBN978-4-309-25378-7
落丁・乱丁本はお取替えいたします。